Le cœur trois fois heureux

Didier GRANDGEORGE

Le cœur trois fois heureux

Amour et homéopathie

Sudarenes Collection

A mes enfants et petits enfants…
A mes petits patients…

Motif de couverture :
Dessin de MAËLLE , 3ans et demi

« On nous dira qu'on a tort de parler
De l'amour comme s'il existait,
Qu'il ne s'agit que d'un mirage,
Une illusion qui n'est pas de notre âge…

…Et pourtant dans le monde
D'autres voix nous répondent…
…Et pourtant dans le monde
Les enfants nous répondent
…Et pourtant dans le monde…. »

Georges Moustaki

PRÉFACE

Ce livre a été écrit en prenant de la hauteur – à 11 000 m d'altitude – en route pour différents endroits de notre belle planète : Roumanie, Japon et Inde.

C'est un message d'espoir pour notre époque troublée en s'appuyant sur des voix puissantes comme celle du CHRIST qui parlait il y a 2000 ans et qui reste au fond de notre cœur. D'autres grands maîtres seront évoqués tels CONFUCIUS, BOUDDHA., LAO TSEU …

Oui, il y a un sens pour ordonner le chaos, oui, il y a un bonheur et une harmonie possible sur terre mais il y a du travail à faire, travail personnel tout d'abord, travail de groupe, travail planétaire enfin pour y arriver.

Voici quelques pistes de réflexions pour aller dans cette direction initiatique.

L'Amour dans ses trois dimensions est le phare qui nous guide vers le bon port, l'homéopathie est une des aides qui nous sont proposées : sachons profiter de ce trésor qui n'échappait pas à GANDHI quand il déclara que « *l'homéopathie est la méthode la plus avancée et la plus raffinée pour traiter le patient de manière économique et non violente* ».

Certains ne manqueront pas de s'étonner de ce qu'ils verront comme un amalgame entre l'homéopathie, qui est une discipline sérieuse, enseignée depuis plus de vingt ans dans les meilleures facultés de médecine, et des textes sacrés qui ont des millénaires derrière eux.

De même ils s'étonneront de l'exposé de cas cliniques guéris. J'en parle en fait à dessein pour mieux individualiser ce livre, ce qui est le minimum que l'on puisse attendre d'un homéopathe. En aucun cas ces observations ne sont à considérer comme des modèles de traitements pour soigner d'autres malades souffrant de pathologies semblables. Enfin il ne faudra pas en conclure que l'homéopathie permet de traiter efficacement toutes les pathologies qui se présentent : des échecs existent comme dans toute activité humaine.

Nous sommes dans une société occidentale qui, sous prétexte de rationalisation, occulte de nombreux aspects de notre humanité et refoule de fait des champs entiers de conscience. L'homme se retrouve avec des angoisses telles qu'il devient le champion de la consommation de drogues officielles ou officieuses !

L'homéopathie ne néglige aucune de ces dimensions : ses répertoires contiennent des rubriques telles que « voit des anges », « parle avec les morts », et donc l'homéopathe est habitué à aborder ses patients jusque dans les plans spirituels s'il le faut.

Cet ouvrage est un témoignage qui reflète ma recherche personnelle. Il y a en effet de nombreux courants dans l'homéopathie moderne, ce qui est normal pour une discipline vivante qui s'articule autour des principes de similitude et d'infinitésimalité découverts par Hahnemann. Toutes ces voies sont éminemment respectables et proposent chacune des chemins intéressants pour aborder le malade et sa maladie.

Parmi ces courants, certains se sont intéressés à l'aspect transcendantal de l'être humain comme l'argentin A. Masi ou la française M.L.Fayeton.

Pour ma part j'ai développé un abord artistique et symbolique du remède dans mon premier ouvrage « l'esprit des remèdes homéopathiques » et une philosophie de la vie dans le deuxième livre « homéopathie chemin de vie ».

Cet essai en est un peu le prolongement. Tout ce travail permet au grand public de pénétrer la dimension initiatique que procure l'homéopathie.

Quant à la parole du CHRIST, après avoir lu beaucoup de livres « initiatiques » des grands maîtres de l'humanité, je me suis aperçu qu'elle était le summum de profondeur, d'humanité et de simplicité, et je conseille à tous ceux qui auront aimé ce livre de lire ou de relire les quatre évangiles dans le texte.

Enfin je voudrais remercier tous ceux qui m'ont aidé pour ce travail, Hélène, Catherine, Anne-Marie, Dominique, Collette, Michel, Pierre Henri, Frédérique, William, Jean Louis et bien d'autres…

8 avril 2004
En route vers le JAPON

En 1810, à Côthen, Christian Samuel Hahnemann signe la préface de l'organon de l'art de guérir, le pilier de la doctrine homéopathique.

Il termine en disant que « seul l'homme sans préjugé armé d'un zèle intrépide peut devenir apte à une telle vocation, la plus sacrée d'entre toute pour exercer ce véritable Art de guérir. Le maître d'un tel art, en aidant les créatures du tout puissant à conserver la santé et la vie, confine presque à la divinité, s'approchant ainsi du créateur suprême, dont la bénédiction, son devoir étant accompli, rend son cœur <u>trois fois heureux</u> ».

Plus tard, étudiant les maladies chroniques de ses contemporains il les classe en trois catégories qu'il rattache à trois « MIASMES » : la PSORE, la SYCOSE et la LUESE. Selon lui , la PSORE est liée à la gale , une maladie qui se contracte de peau à peau, la SYCOSE à la blennorragie , donc au gonocoque, la LUESE à la syphilis, ces deux dernières étant des maladies sexuellement transmissibles. Dans mon précédent ouvrage « homéopathie chemin de vie », je montre comment on peut relier ces trois miasmes hahnemanniens aux trois stades de notre développement psychique décrits par Freud : le stade ORAL, le stade ANAL, le complexe d'Œdipe issu de la mythologie grecque.

Les anciens grecs avaient découvert que l'Amour avait trois dimensions qu'ils désignèrent par trois noms Eros, Philos et Agape.

Il y a 2000 ans, Jésus prêchait sur les bords du lac de Galilée « je suis la lumière du monde » Jean : 8,12,

Or la lumière blanche se décompose en trois couleurs fondamentales, la lumière bleue, la jaune et la rouge. Chacune de ces couleurs est représentative d'une des trois dimensions de l'Amour : la lumière bleue représente l'amour initial, fusionnel, que tout un chacun connaît avec sa mère, la lumière jaune c'est celle du père, le soleil qui nous attire et va nous séparer de la mère, la lumière rouge est celle du sacrifice œdipien avec sa pulsion de meurtre, le sang versé auquel il faut renoncer pour choisir comme le Christ le vin, symbole de liesse, d'agapes, de convivialité et d' amour infini pour les autres.

On peut résumer toutes ces notions dans le tableau suivant :

Lumière blanche	Prisme
Lumière bleue	"Je", Ego EROS, stade ORAL, PSORE, amour infini fusionnel mère enfant
Lumière jaune	"Nous», stade ANAL, non du père, SYCOSE, amour limité au groupe
Lumière rouge	"Eux", Œdipe, sacrifice, sang LUESE renoncement au meurtre, vin, Amour infini, altruiste

Christ connaissait l'amour dans ses trois dimensions et le promettait à chaque homme qui suivait son chemin.

Il m'a donc paru intéressant d'établir une rencontre entre la pensée homéopathique et la pensée christique, inspiré par Françoise Dolto qui en a réalisé une entre la psychanalyse et l'évangile il y a quelques années dans son ouvrage « L'évangile au risque de la psychanalyse ».

On a vu que la lumière bleue correspond à la mère, à son amour infini, et à l'ego qui se construit en son sein, cette première étape est indispensable : il faut s'aimer soi-même sinon on se suicide « aime ton prochain comme toi-même » nous disait le Christ. Marc : 12,33 et Matthieu : 22,39

La lumière jaune, l'or, le soleil, représente donc le père grâce à qui on « perd » la relation fusionnelle avec la mère ce qui permet d'aimer d'autres personnes. Le père est l'ambassadeur de la société et nous portons le nom -le non- du père. Ce NON va nous castrer de notre illusion de toute puissance.
Le Christ nous enseigne comme seule prière « notre père ».

Enfin, le rouge, le sang versé fait référence à l'œdipe, à sa pulsion de meurtre du père pour replonger dans la mère. Et au delà, au sang du sacrifice que le Christ remplace par le vin dans la Cène, éliminant ainsi le meurtre, la violence. Déjà, lors des noces de Cana, en voyant l'eau il avait dit « vin » - divin- exprimant par ce premier miracle cette dimension spirituelle qui le projetait dans la troisième dimension de l'Amour.

Possédant ces trois lumières, l'âme se pare de la lumière blanche qui est la condition pour vivre dans le paradis où nous sommes tous appelés…

La mort du corps = l'âme hors du corps, l'âme quitte donc son enveloppe charnelle pour rejoindre ce monde invisible qui nous côtoie, pour passer de l'autre côté du voile. Là, notre qualité d'âme acquise lors de ce parcours terrestre conditionne la suite des évènements : peut-on rester en paradis, faut il une nouvelle expérience terrestre ?

Un jour, une de mes patientes qui venait de perdre son père me raconta qu'elle communiquait avec lui par écriture automatique. Cette façon de rester au contact et de parler avec les morts est connue en homéopathie et concerne des personnes qui réagissent bien au remède CALCAREA SILICICA. Cette femme me montra les nombreux cahiers écrits sous la dictée de son père, on y apprenait une foule de renseignements sur l'au-delà, sur le sens de la vie. Selon lui, le passage sur terre n'était pas obligatoire pour les âmes. Seules y « descendaient » les âmes volontaires. Elles savaient qu'elles seraient soumises à des épreuves qu'elles avaient acceptées d'avance, toutes ces épreuves étaient surmontables. Le but, le seul but était de grandir dans les dimensions de l'Amour.

Notre âme a une longue route à faire pour juguler tous nos animaux intérieurs, forces de l'ego qui nous attirent comme un aimant dans la première dimension de l'amour et nous font replonger dans la mer comme le montre l'histoire d'Icare qui essaye de s'élever mais se brûle les ailes et retombe.

Le Christ prend pour disciple des pêcheurs qui savent tirer les poissons hors de l'eau et leur dit : « venez avec moi, je ferai de vous des pêcheurs d'hommes. » Matthieu : 4,19

En effet, les hommes sont dans la mer, comme des poissons et il faut les sortir de l'eau, des relations fusionnelles.

Actuellement, les tibétains, qui revivent 2000 ans plus tard le drame du peuple juif et sont dispersés à la surface de la terre nous amènent un nouveau message dans lequel trône l'idée de la réincarnation. Il me paraît évident que tout homme qui n'atteint pas au cours de sa vie terrestre les trois dimensions de l'amour replonge dans la première. Tout homme qui replonge dans la mer- la mère- renaît de la mère pour tenter une nouvelle fois le challenge....ce qui explique la possibilité de multiples incarnations tant le chemin est difficile et la porte étroite. D'ailleurs notre vie terrestre, avec sa succession de jours et de nuits nous donne une bonne image de ces réincarnations.

Le chemin du Christ est une voie ouvrant sur l'infini ce qui fait qu'une vie chrétienne est peut être la dernière incarnation terrestre pour une âme qui a compris et suit la voie.

Nous verrons que l'homéopathie est une médecine qui s'associe pleinement à cette recherche. Elle peut donner de sacrés coups de pouce aux âmes en les accompagnant dans leur chemin vers ces trois dimensions de l'Amour, ce qui explique qu'elle rende le cœur « trois fois heureux » comme nous le dit Hahnemann.

Souhaitons que cet ouvrage apporte une pierre de plus pour consolider cet édifice et magnifier l'Art de guérir !

LA MULTIPLICATION DES PAINS
MARC : 6, 30-44, et 8,1-21

A plusieurs reprises, le Christ va multiplier les pains et les poissons pour nourrir la foule qui est venue l'écouter prêcher dans le désert et se retrouve sans nourriture et loin de tout. Chaque fois la scène est la même : pris de pitié pour les multitudes qui l'ont suivi et n'ont rien à manger, il demande qu'on lui apporte des aliments. On en trouve mais en quantité ridicule, cinq pains pour nourrir cinq mille hommes plus quelques petits poissons. Il demande à la foule de s'allonger par terre, prend les pains et les poissons, remercie, partage, donne à ses disciples qui les distribuent aux foules. Chacun mange à satiété et à la sortie il reste de quoi remplir sept paniers pleins.

Un bon exemple de ce miracle est réalisé quotidiennement par l'homéopathie : à partir de quelques grammes de la substance de base, par exemple de la teinture mère d'Arnica, on va diluer et dynamiser jusqu'à des dilutions incroyables où le remède développe au mieux des potentialités. A chaque fois on va multiplier les quantités de remède possible jusqu'à en obtenir assez pour traiter tous les peuples de la terre. Par exemple avec 30 CH on a multiplié par 10^{60} !

La teinture mère d'ARNICA sera préparée en laissant macérer une plante sauvage fraîche dans de l'alcool à 60°. Une goutte de cette teinture mère est diluée avec 99 gouttes d'alcool à 60°, le tout est agité 100 fois (dynamisation), et on obtient la première centésimale Hahnemannienne (1CH). Puis on répète cette opération jusqu'à la 30CH voir même plus (200CH).

La critique de cette méthode réside dans le fait qu'à partir de 12CH, soit 10-24, selon le nombre d'Avogadro, il n'y a plus de molécules d'Arnica présentes dans la solution.

En fait de nombreuses expériences scientifiques montrent que la solution garde des traces repérables de l'Arnica initial même au-delà du nombre d'AVOGADRO : sous l'effet de l'alcool, les molécules d'eau s'organisent en longues pelotes semblables à des protéines et des moments magnétiques apparaissent, porteurs du message de la plante.

Les protéines sont en effet de longues pelotes d'acides aminés dont la configuration spatiale réalise des cavernes et des protubérances inductrices de « moments » magnétiques susceptibles de transmettre des messages comme nos cartes bancaires. Mais, pour se protéger des virus et même de certaines protéines dangereuses comme les Prions, notre corps a développé des barrières : la barrière intestinale qui détruit tout dans le processus de digestion, et surtout la barrière hémato – encéphalique qui nous protège des redoutables encéphalites. Or contrairement aux protéines, l'eau diffuse rapidement dans notre corps, passe toutes les barrières et pourra transmettre le message.

Tout le génie de l'homéopathie est là : transmettre des informations via l'eau, et surtout « l'eau de vie ».

Alors que le médecin allopathe est confronté au problème du coût des médicaments qui croît de façon exponentielle et les réserve de fait à la minorité qui peut payer, comme on le voit par exemple pour le SIDA où la thérapie est réservée aux pays nantis, bien que des efforts soient faits pour remédier à cette injustice.

Le remède homéopathique ne coûte presque rien et on peut le produire en abondance pour tous. Il représente donc une concurrence pour tous ceux qui font du médicament allopathique un commerce. Certains d'entre eux essayent par tous les moyens de lutter contre l'officialisation de l'homéopathie, lui jetant l'anathème à coup de faux procès pseudo scientifiques pour la marginaliser. C'est ainsi que la plus grande partie du monde médical occidental reste dans la pensée unique allopathique et se prive de tout un plan de la thérapeutique, tel un hémiplégique qui perd tout un côté de lui même.

Un grand argument de « scientiste » est que l'homéopathie ne prouve pas son action par des techniques randomisées en « double aveugle » : comment être homéopathe et doublement aveugle ! C'est une médecine où l'on va individualiser chaque cas : toutes les expériences au cours desquelles on donne le même remède à tout le monde sont vouées à l'échec sauf dans le cadre des épidémies où c'est l'inconscient collectif qui est en jeu, et dans le cadre des « histoires familiales « où un problème se transmet de générations en générations et où un même remède pourra convenir à plusieurs membres de la famille.

Il suffirait en fait à nos grands patrons de venir passer quelques semaines dans le cabinet d'un homéopathe pour se convaincre de l'utilité de cette médecine dont les résultats sont loin d'être dus au seul effet placebo.

L'effet placebo est l'amélioration constatée après une intervention médicale indépendamment de l'effet propre de toute thérapeutique. On l'observe dans toutes les médecines, et l'homéopathie, par sa relation très individualisée avec le patient, est très inductrice d'effet placebo.

Cependant l'effet placebo n'est pas durable et n'amène que des améliorations brèves. L'homéopathie produit des guérisons douces, progressives et souvent définitives comme on en verra des exemples dans cet ouvrage.

Enfin l'homéopathie donne de bons résultats en médecine néonatale et en médecine vétérinaire où l'effet placebo se manifeste beaucoup moins.

Les systèmes qui se mettent dans la pensée unique font la même erreur que les gens de Babel (GENESE : 11) qui construisirent cette tour immense « où tous parlaient la même langue ».

Fatalement un jour la tour orgueilleuse s'effondre : on a ainsi vu s'effondrer le système communiste russe qui a implosé après la chute du mur de Berlin. On verra bientôt s'effondrer le capitalisme débridé depuis que le communisme est moins concurrentiel.

La pensée unique prive l'humanité de la richesse de la diversité or la diversité c'est la vie.

Par exemple un asthmatique sera soigné de la même façon à Paris, Los Angeles ou Berlin : des corticoïdes inhalés, des bronchodilatateurs pour un coût important. Alors qu'avec l'homéopathie, la plupart du temps, chaque cas recevra le ou les remèdes individualisés au mieux, donc chaque fois différents.

Cette quasi gratuité et cette disponibilité universelle du remède homéopathique font évoquer de nouveau la parole du Christ qui nous exhorte à être confiant : Dieu notre père ne nous abandonne jamais comme il fournit quotidiennement la pitance du plus petit oiseau. Une association, homéopathes sans frontière, s'est donnée pour tâche d'aider les peuples démunis à accéder à cette médecine avec laquelle ils peuvent vite s'autonomiser en fabriquant eux mêmes les remèdes.

Bien sûr l'homéopathe ne réglera pas tous les problèmes de santé de l'humanité mais permettra d'économiser l'allopathie pour les situations où elle est incontournable. Et s'il lui était consacré une part raisonnable des budgets de recherche on pourrait en étendre encore plus les indications. Ne refusons pas cette manne que le ciel nous envoie par l'intermédiaire du génial Hahnemann.

C'est le moment de dire un petit mot de ce médecin allemand né en 1755 et qui vécut jusqu'en 1843. Rebuté par la médecine classique de l'époque qui tentait de soigner les patients à coup de saignées et de substances parfois toxiques comme le mercure à doses pondérales, ses recherches l'amenèrent à découvrir le principe de similitude, fondement de l'homéopathie (homéo = semblable, pathos = souffrance) :
« Toute substance capable de provoquer chez l'homme sain une série de symptômes est capable de guérir chez l'homme malade les mêmes symptômes. »

Christian Samuel Hahnemann était un être profondément spirituel. Pour lui l'énergie vitale faisait régner dans notre corps une harmonie remarquable qui permettait à nos organes de fonctionner au mieux. L'âme habitant notre corps avait ainsi toute latitude de mener à bien sa mission terrestre, celle de parachever la création divine.

AU DÉBUT ÉTAIT LE VERBE.....ET LE VERBE S'EST FAIT CHAIR.

JEAN, 1,1 et 14

Le verbe, le souffle, la parole c'est ce qui nous relie à Dieu. Le verbe ce sont les mots, les mots se sont incarnés pour devenir maux : soit le mot a pu être dit, soit on devient maudit, et ce pour plusieurs générations en transmettant ses secrets de famille.

Comment se réalise cette incarnation du verbe ?

Au départ, il y a des sons signifiants qui frappent notre oreille. Par exemple « ta mère va mourir ». Les nerfs conduisent l'information sous forme de signaux électriques jusqu'au cerveau. Là, il y a une transmission chimique grâce aux *neuromédiateurs, substances chimiques élaborées au bout des cellules nerveuses et délivrées dans l'espace synaptique pour transmettre l'information aux cellules suivantes.

Un jour Hahnemann donne à un de ses disciples de l'acide chlorhydrique dilué en 30 CH : c'est l'expérimentation pathogénétique de MURIATICUM ACIDUM 30CH.

Quatre nuits plus tard, cet homme rêve que sa mère meurt. MURIATICUM ACIDUM est la substance chimique qui intervient dans cette première neuromédiation dont la signification est la « mort de la mère ».

De ce premier relais partent en cascade des informations pour tout le corps. Il en résulte par exemple au niveau du rectum une dilatation des veines hémorroïdes qui se mettent à saigner.

Ainsi un homme me demande un jour quelque remède pour des hémorroïdes rebelles qui le font souffrir depuis trois semaines. Son visage est anxieux, on devine qu'il ne dort plus. L'association des trois symptômes - anxiété, insomnie, hémorroïdes me fait penser au remède MURIATICUM ACIDUM.

Cela m'amène à lui poser la question suivante : « comment va votre mère ? ».

Il s'effondre en pleurs et m'explique qu'il y a trois semaines on lui a dit que sa mère était condamnée par un cancer incurable.

Grâce à Hahnemann et ses pathogénèses - c'est à dire toutes les études mettant en évidence l'action des différentes substances sur des corps sains- la matière médicale homéopathique – j'ai ainsi pu remonter des maux physiques, ses hémorroïdes, vers les mots qu'il ne pouvait exprimer. Le remède délivré, MURIATICUM ACIDUM 30 CH l'a aidé à comprendre et accepter que sa mère puisse mourir.

Un jour, le Christ passe devant la demeure d'un centurion dont le fils est malade. Ce dernier lui dit « je ne suis pas digne de te recevoir chez moi mais dites seulement une parole et il sera guéri ». Matthieu : 8,8

A n'en pas douter, le Christ maniait sans problème l'art de guérir qui lui permettait d'une seule parole de dévoiler le sens des souffrances, ce qui les faisait disparaître.

Nos psychanalystes modernes tentent de faire de même et y parviennent souvent ce qui fait la richesse de cette thérapeutique.

L'homéopathie classique d'Hahnemann permet aussi d'y parvenir par le biais de la connaissance des matières médicales. Encore faut-il tenter une synthèse, moyen de toucher le sommet de la pyramide comme le font des homéopathes classiques et éviter si possible de rester trop en périphérie au niveau symptomatique car on peut alors se noyer dans l'analyse des multiples symptômes.

L'analyse, la « lyse anale », renvoie à l'observation détaillée de la matière : il s'agit d'un niveau d'intérêt correspondant au stade anal, à la deuxième dimension de l'amour.
La synthèse, la « sainte thèse », n'est possible que si l'esprit progresse plus loin, à travers l'Œdipe vers la dimension d'amour infini altruiste.

Tout alors apparaît plus simple et plus clair, nous sommes au sommet de la montagne, et l'horizon se dégage.

« Dites seulement une parole et il sera guéri » est devenu ma prière favorite et je l'évoque en silence devant les cas difficiles : souvent dans les minutes qui suivent, une parole éclairante surgit et pointe la solution.

NOTRE PERE
MATTHIEU : 6,9

Le Christ nous enseigne une prière qui commence par « Notre père qui est aux cieux ».

Le Notre signifie que tous, nous avons le même Dieu, le même père, dont nous sommes les enfants. Cette croyance au Dieu unique est partagée par les trois religions du livre.

La fonction *Père* est fondamentale car le rôle du père est de nous faire sortir de l'amour fusionnel infini de la mère dans lequel se forme notre EGO. En nous limitant, en nous donnant des règles et des barrières, cet amour du père nous ouvre à une dimension qui nous permet d'aimer l'autre et d'accéder à la deuxième dimension de l'amour, le NOUS dans un premier temps puis à travers l'Œdipe, en renonçant au meurtre, découvrir l'amour universel infini pour les autres où on dit « EUX ».

On peut donc dire que le père est l'ambassadeur de la société car grâce au père, on quitte le nid maternel et donc on va pouvoir aller rencontrer les autres. L'abbé Pierre répétait souvent « et les autres ? ».

Bernard, un ami montagnard, me fait remarquer qu'on peut aussi entendre : notre père, qui est « aussi eux » ! Pour sœur Emmanuelle, le paradis c'est les autres : elle prend le contre pied de Sartre pour qui l'enfer c'est les autres.

Le père est symbolisé par Pégase, le cheval ailé qui nous prend sur son dos pour nous emmener au Paradis : pars à dieu, pars vers les autres !

« Que ton nom soit sanctifié » : on porte le NOM du Père, on est soumis au NON du père qui limite notre ego. C'est la castration du père, un moment difficile à vivre entre 18 mois et deux ans où l'enfant va renoncer à sa toute puissance et quitter la structure dite « orale » pour accéder à celle appelée « anale » car on y apprend les contrôles et les limites. Les paranoïaques ont du mal à accepter ces limites. Or il est essentiel de les accepter car elles vont permettre de vivre avec les autres.

Dans la forêt gabonaise, deux hommes qui se rencontrent se disent « Bonjour, quel est ton nom ? » « M'Bolo, Kumbouaou ». Sans NOM, sans NON, on n'existe pas, la vie devient fragile.

Un cancéreux, par exemple, n'ayant jamais pu vraiment dire NON ni mettre des limites de peur de perdre l'amour fusionnel se retrouve parfois avec une maladie qui l'envahit, les cellules étant libres de proliférer sans frein.

Voici l'exemple de Valérie qui soufre d'un cancer du poumon.

Il s'agit d'une jeune femme de 39 ans dont je consulte les deux enfants depuis plusieurs années.

Ses gosses sont insupportables lors des examens médicaux. Ils sont impolis, touchent à tout, s'agitent, bref ce sont des enfants fatigants pour le pédiatre.

Heureusement, grâce à l'homéopathie, ils sont peu souvent malades et ce sont des visites de routine tous les six mois que je ne fais pas traîner.

On ne voit jamais le père, et la mère semble dépassée, ne disant jamais rien à des enfants qui, visiblement, cherchent les limites.

On est le 13 juillet 2000 : ce jour là cette maman me dit qu'elle a de gros ennuis de santé : on lui a diagnostiqué un cancer du poumon, elle doit se faire opérer et ensuite avoir une chimiothérapie.

Il s'agit d'un carcinome adénosquameux du lobe supérieur gauche.

Je lui propose de revenir dans la soirée, mais sans ses enfants, pour que l'on puisse trouver son remède de fond et lui donner la meilleure forme pour les épreuves qui s'annoncent.

Elle revient comme prévu et me raconte qu'elle fume depuis l'adolescence dix cigarettes par jour. Il y a un mois elle a fait une pneumonie du lobe inférieur gauche qui a récidivé. Son médecin traitant a donc prescrit des examens, bronchoscopie et scanner, qui ont mis en évidence le processus tumoral.

La rubrique du répertoire de Kent « pneumopathie du lobe inférieur gauche » donne trois remèdes : Chelidonium, Natrum sulfuricum, Sulfur.

En voyant Chelidonium, je pense une autre rubrique du Kent « désire battre ses enfants » où ce remède est unique, car ce pourrait être un sentiment affleurant la conscience en présence de ses enfants ! Et donc je lui pose la question « n'avez vous jamais eu envie de battre vos enfants ? »

Elle pâlit, son visage se décompose :
« Mais moi, docteur, je suis une ancienne enfant battue ! C'est le drame secret de ma vie ! »

Du coup, tout devient clair : De peur de passer à l'acte et de ne plus pouvoir se contrôler – et d'en tuer un ? - elle préfère ne rien dire et se laisse envahir par ses enfants...

D'ailleurs elle se laisse envahir dans tous les domaines : elle fait un travail qui ne lui plaît pas -secrétaire – secret taire- pour contenter son mari, n'arrive pas à dire non au tabac dont les volutes bleues l'envahissent, se laisse enfin envahir par les cellules tumorales....

Son mari lui reproche de se laisser déborder par ses enfants, mais lui-même ne leur donne aucune limite.

Je lui prescris une dose de CHELIDONIUM 15CH, suivie 8 jours plus tard d'une dose de TABACUM 15 CH, puis en échelle des doses de CHELIDONIUM : 18, 24, 30CH.

Revue le 20 octobre 2000 : on lui a fait une lobectomie supérieure gauche et depuis elle est sous chimiothérapie à Marseille. Elle se sent très en forme depuis les doses de CHELIDINIUM, et étonne les hospitaliers car elle n'a aucun effet secondaire de ces lourds traitements.

Un détail : depuis la prise du remède, elle a remarqué que ses selles ne flottent plus dans les toilettes : cela confirme le remède dont c'était un symptôme connu.

Après une prise olfactive de CARCINOSINUM 10000K je continue CHELIDONIUM 200K, 1000k, 10000k, 50000k, 100000K 1 dose par mois dans l'ordre.

8 février 2001 : elle va bien, elle est heureuse, elle n'a plus d'angoisse comme en témoigne une bonne mine reposée.

11 mars 2001 : « grâce à cette maladie, beaucoup de choses se sont réglées, même au niveau du couple » me dit elle. Elle a décidé d'arrêter son travail de secrétariat et de réaliser son rêve : ouvrir une maison et tables d'hôtes avec cuisine provençale. Prescription : CHELIDONIUM LM 1 à 15, une dose tous les mois. (Ce sont des dilutions cinquante millésimales, les dernières préconisées par Hahnemann).

7 Septembre 2001 : Elle va bien : la chimiothérapie a été arrêtée en mai. Récemment elle a ressenti une gêne sur le thorax gauche et elle a repris spontanément des granules de CHELIDONIUM 7 CH et tout s'est arrangé.

Elle a créé sa chambre d'hôtes et se sent de plus en plus épanouie.

29 janvier 2002 : contrôle du scanner NORMAL. Elle prend CHELIDONIUM 7 CH de temps en temps, par exemple quand elle est angoissée par les consultations à Marseille.

13 Juillet 2005 : bilan après 5 ans : rien à signaler d'anormal, elle va bien, tous les examens sont normaux. Elle est considérée comme guérie.

2009 : Ils ont déménagé pour les Etats Unis où son mari a été muté. Tout va bien sur le plan de la santé.

CHELIDONIUM, la grande éclaire, est surtout connue pour son action sur le foie et la vue comme nous le décrit E. Valero dans « L'homéopathie exactement » Tome 2.

Dans l'histoire biblique, Tobie guérit la cécité de son père en appliquant sur ses yeux du fiel de poisson selon les indications de l'ange Raphaël qui l'accompagnait : Tobie, 6 ,1-15

Or la chélidoine est une plante dont le suc rappelle la bile.

Le blason de la ville de Saint-Raphaël montre l'ange qui donne la main à un enfant qui lui-même tient un poisson.

Que signifie ce symptôme « désir de battre les enfants » ?

On a vu que dans sa marche vers la connaissance l'homme doit affronter ses « animaux intérieurs ». Ils se manifestent d'une façon claire surtout pendant l'enfance où les pulsions profondes, animales ne sont pas encore contrôlées par le surmoi.

CHELIDONIUM se trompe de combat et projette sur l'extérieur sa lutte intérieure. Au lieu de se tourner vers sa propre enfance et d'essayer de faire face aux

31

problèmes non résolus, il se tourne vers les enfants qui l'entourent, ne supporte pas leurs perversions et se met à les corriger physiquement.

CEREUS BONPLANDII est le remède de ceux qui voudraient Dieu la mère, c'est à dire Dieu qui ne pose pas de limite, qui influence, envahit, rend fusionnel. Eux même vivent « sous influence », se laissent envahir, « marabouter », ensorceler et envahissent aussi les autres. Pourtant, dans le nom même du remède, il y a la solution ; c'est Reus, le bon plan pour accéder au Dieu, aux autres; Reus, le roi, le père, celui qui pose des limites.

C'est une adolescente dont les parents déplorent le changement de caractère « depuis qu'elle est sous l'influence d'une copine on ne la reconnaît plus : elle se drogue, ment, vole, ne fait plus rien au collège ! » ou alors c'est un enfant de maternelle qui s'isole avec un copain à tel point qu'il faut les séparer pour en tirer quelque créativité. « Il copie en tout point son ami effaçant toute sa personnalité propre ». On observe aussi cela chez certains jumeaux.

« Que ton règne vienne, que ta volonté soit faite sur la terre comme au ciel » ; pour le moment sur terre, règnent les idoles, l'argent caracole en tête, mais pour la première fois de l'histoire de l'humanité, ce règne de l'argent, donc du stade anal et de sa pollution menace directement l'existence même de l'homme, ce qui a fait dire à Malraux que le troisième millénaire serait spirituel ou ne serait pas.

« Donne nous aujourd'hui notre pain quotidien » ; voilà pour calmer les angoisses PSORIQUES, les angoisses du stade « oral » dont la première est celle de manquer de nourriture. PSORINUM est le remède homéopathique de l'abandon, c'est un remède de fond pour tous les allergiques qui ne supportent pas l'extérieur car ils ne se sont jamais remis d'avoir été chassés de l'utérus maternel !

« Pardonnez nos offenses comme nous pardonnons à ceux qui nous ont offensés » : ce sont les angoisses SYCOTIQUES. On offense l'autre en ne respectant pas les limites. Seul le pardon nous permet de continuer vers la troisième dimension.

« Si tu veux prier commence par te réconcilier avec ton ennemi » Matthieu : 5,24, sinon la prière est inutile !

NITRICUM ACIDUM est le remède de ceux qui ne pardonnent jamais. Ils sont rigides et durs comme le chêne que la tempête aura tôt fait de déraciner alors que le roseau, humble et penchant - pensant - plus souple, passera l'épreuve sans encombre !

« Ne nous soumets pas à la tentation » ; c'est pour nous délivrer du troisième miasme hahnemannien, la LUESE, avec la pulsion du meurtre œdipien pour éliminer les gêneurs et garder le pouvoir. Ce peut être aussi la tentation de l'adultère, amour interdit qui nous renvoie à l'interdit de l'inceste : je développerai ce thème un peu plus loin.

Le Christ nous dit dans un autre passage, Mathieu 16-25 « Qui veut sauver son être le perd mais qui le perd à cause de moi le trouve ». Ailleurs, il nous dit « je suis le chemin, la vérité, la vie ». Jean : 14,6

Méfions nous donc des forces de l'ego qui, pour sauver notre peau, développent milles petites ruses qui nous éloignent de la vérité. Celui qui perd sa vie pour la vérité trouve la vie éternelle. A quoi sert d'avoir fait sa petite place au soleil bien confortable pour se retrouver dans le néant le jour de notre mort, jour qu'il ne nous appartient pas de connaître et surgit à l'improviste comme les voleurs.

On n'emmène pas dans l'au-delà des trésors matériels mais notre qualité d'âme, trésors que nous avons accumulés au cours de tous ces petits gestes d'amour que nous réalisons sur terre.

Qui perd gagne : en distribuant généreusement ce qui nous appartient comme le soleil qui réchauffe le monde, on découvre des trésors de cœur que sont la charité et la compassion et ces trésors nous appartiennent à jamais.

Comme le Christ arrivait dans une ville, un riche collecteur d'impôt était monté dans un arbre – un sycomore – pour l'apercevoir. Le Christ lui dit « descends de l'arbre, ce soir je résiderai chez toi »
Luc : 19 ,4

Entendons « descends de ta SYCOSE, le deuxième « miasme » décrit par Hahnemann, qui correspond à l'égotrophie, gonflement de l'EGO à la recherche de la puissance, de l'argent, à l'analité pour Freud – sycomore : more and more SYCOSE comme dirait une amie, Anne-Marie, en utilisant la langue anglaise en cabale phonétique. On accumule jusqu'à en étouffer !
« Ce soir je vais m'installer dans ton cœur, moi qui suis la vérité, la vie ».
Il nous faut un jour tomber de notre piédestal, perdre notre superbe et trouver notre nudité originelle pour accueillir le Christ, la troisième dimension de l'Amour.
Celui qui *vit perd* : VIPERA est le remède homéopathique de l'homme qui s'accroche à la matière et refuse de perdre quoique ce soit. Comme tous les serpents, ce remède permet de franchir l'œdipe et gagner la vérité au-delà des illusions.

Pour les bouddhistes le bonheur réside dans le Détachement. « Quitte tout et suis moi » demande le Christ à un jeune homme qui veut le suivre. Luc : 18,22

Nos sociétés chrétiennes n'ont pas toujours été capables de suivre vraiment cet enseignement. Le Bouddhisme vient à notre rescousse pour nous ré-enseigner le détachement alors que nous croulons sous les richesses matérielles et y perdons notre âme.

La matière c'est l'âme à un tiers ! – l'âme ne nous appartient plus. Il est dur de posséder la matière sans qu'elle nous possède. On devient vénal ou trop préoccupé par l'entretien du matériel pour garder un temps pour l'esprit, un temps de silence pour rencontrer notre âme.

Quand la maladie survient, ce sera par exemple une *sinusite – SI-NUS-ITE – bien que nu, va.* (ITE signifie « va » en latin). Il faut accepter de se séparer de nos couches matérielles pour continuer le chemin plus haut, plus loin, et comme nous le dit un proverbe indien « tout ce qui n'est pas donné est perdu ! »

« et délivre nous du mal ! »

Nous sommes hélas tous soumis à la souffrance pendant notre passage terrestre, ce qui montre bien que ce n'est pas le paradis. Une très belle journée sans nuage sera gâchée par une simple rage de dent.

Beaucoup de nos douleurs sont liées à notre résistance quand nous sommes confrontés aux changements nécessaires.

Il faut savoir laisser aller, s'abandonner avec confiance, comme pour un accouchement où l'on sait que la peur complique tout.

Maintenant c'est l'anesthésie péridurale presque systématique : on injecte des dérivés de la morphine et de la cocaïne qui ne sont pas sans conséquence chez le bébé.

En d'autres temps, Le Boyer avait une méthode de relaxation qui faisait merveille pour un accouchement en douceur.

L'homéopathie propose elle même des remèdes intéressants dans ces circonstances. En voici une observation :

Elisabeth se rend à l'hôpital pour l'accouchement de son premier enfant : la sage femme l'examine et lui conseille de rentrer chez elle car le travail n'a pas vraiment commencé. De retour à la maison elle me téléphone pour un conseil homéopathique : je la sens inquiète devant cette épreuve et lui préconise de prendre une dose d'ACTEA RACEMOSA 15 CH. Dans l'heure qui suit un travail efficace se met en place si bien que trois heures après elle appelle son mari au travail pour qu'il la ramène à l'hôpital en urgence : elle accouche à l'arrivée d'une belle petite fille de 3,200kg.

Dans mon précédent ouvrage, « L'esprit du remède homéopathique », je raconte l'observation d'un enfant hospitalisé en réanimation pour une brûlure grave et qui crie sans arrêt malgré tous les antalgiques administrés jusqu'à ce qu'elle reçoive une dose d'ARSENICUM ALBUM 15CH qui lui procure l'apaisement, le sommeil, puis une guérison rapide avec peu de cicatrices.

D'autres remèdes homéopathiques pourraient être cités comme ACONIT, souverain dans l'agitation post opératoire en chirurgie pédiatrique comme le montre l'étude en double aveugle de Jacques Jobert au centre hospitalier universitaire de Grenoble. Plus banalement, combien d'enfants hurlants de douleurs dentaires ont été soulagés instantanément par quelques granules de CHAMOMILLA 7 CH, combien d'otites extrêmement douloureuses se calment instantanément avec des granules de FERRUM PHOSPHORICUM.

On peut aussi évoquer la cessation rapide des douleurs d'écrasement d'un doigt dans une porte avec HYPERICUM 15 CH, celles d'une opération sur un phimosis avec STAPHYSAGRIA ;

En fin de vie, dans les douleurs de l'agonie, il faut avoir essayé TARENTULA CUBENSIS qui peut parfois éviter la morphine qui comme son nom l'indique procure une « mort fine », mais endort la vigilance donc peut réduire la richesse des derniers contacts.

AIME TON PROCHAIN COMME TOI-MEME
MARC : 12,33

La première chose est de savoir s'aimer soi-même. L'amour pour soi se forme pendant le stade oral, surtout la période de la vie intra utérine où la maman, enceinte, en état de sainteté, donne tout pour son enfant…dans les bons cas.

Malheureusement parfois c'est plutôt la haine pour un enfant non désiré que l'on va tenter de détruire par exemple grâce à une aiguille :
SILICEA aura toute sa vie peur des aiguilles qui vont crever l'œuf. Il se fait remarquer chez le médecin le jour du vaccin : il faut lui courir après !
Ailleurs c'est une tentative d'avortement par le poison : ARSENICUM ALBUM par exemple craint d'être empoisonné, ou par des coups : ARNICA va bosser dur toute sa vie et en prendre plein la figure !

Parfois ce sont des événements extérieurs qui vont créer le malaise par exemple voir en direct l'assassinat du président égyptien A. Sadate, à la télévision, enceinte de trois mois : l'enfant sera hyperactif et sujet aux diarrhées chroniques jusqu'à ce qu'il reçoive une dose d'ARSENICUM ALBUM.
On peut voir aussi le père abandonner la mère car elle a voulu garder un bébé qu'il n'accepte pas : COPAÏVA recherchera toute sa vie ce père imaginaire que l'on n'a pas connu.
Parfois c'est le stress de l'amniocentèse car on soupçonne le bébé d'être malformé : ACTEA RACEMOSA a peur d'avoir un enfant anormal.

Par exemple c'est une mère qui se rend à la visite médicale pour l'échographie morphologique du bébé. L'examen révèle que la nuque est un peu trop épaisse et qu'une amniocentèse est souhaitable pour vérifier que l'enfant n'est pas atteint de trisomie. Pendant plusieurs jours elle va être gravement perturbée par cette information et par la suite l'enfant qui a perçu in utero cette anxiété va être excessivement nerveux jusqu'à ce que l'homéopathe lui prescrive une dose d'ACTEA RACEMOSA 30CH. Ce précieux remède couvre la peur d'accoucher, la crainte d'avoir un enfant anormal et l'insomnie pendant la grossesse.

Il y a beaucoup à dire sur la suite du stade oral, de l'accouchement qui peut mal tourner aux difficultés de l'alimentation maternelle ou artificielle. Et vers six mois, l'éruption des dents, parfois difficile, marque le passage au stade sadique oral où on peut mordre, manger, mais on a peur d'être mordu. Cette angoisse de dévoration sous-tend beaucoup de nos cauchemars.

Notre organisme est une société composée de milliard de cellules qui doivent apprendre à vivre en harmonie, chacune travaillant pour les autres, échangeant avec les autres sans envahir leur territoire. CARCINOSINUM n'a jamais appris à respecter les limites, à dire « non ».

Il envahit et se laisse envahir. En fumant trop on va contenter certaines cellules mais en détruire beaucoup d'autres.

De même en mangeant trop. Il nous appartient de trouver le bonheur et l'harmonie dans notre propre corps et de se servir de ce modèle dans notre relation à l'autre afin d'aimer tous les autres individus qui nous entourent et forment l'humanité.

Chacun y a sa place, son rôle indispensable et respectable. Aucun ne doit nous envahir, nous aliéner.

Le Christ a étendu la notion de prochain à tous ceux qui nous côtoient sans exception, comme il le montre dans la parabole du bon samaritain qui secourt un inconnu blessé sur sa route. Luc : 10,33.

Avec le Christ on sort donc du NOUS, de l'amour réservé aux membres du cercle des intimes pour accéder à l'amour universel qui comprend tous nos frères et sœurs humains, les animaux et la belle nature qui nous accueille et nous nourrit.

« Aimez-vous les uns les autres comme je vous ai aimé » Jean : 15,12 :

Le Christ nous aime tant qu'il va donner sa vie pour nous. Il faut être prêt à se donner pour notre prochain ou pour le bien de tous. Par exemple dans notre métier nous nous mettons au service de tous et on attend de nous un dévouement total.

Dans ce tous, il y a bien entendu nos proches pour lesquels il nous faut garder du temps et de l'énergie… et nous même qui avons droit aussi au repos et au plaisir. Difficile alchimie, beaucoup vont se perdre dans le dévouement total pour la société en négligeant leur famille, d'autres se complaisent dans leur ego et se moquent de leur famille et de la société. Enfin, pour certains, seul le noyau familial semble exister. Certains groupes religieux s'enferment et s'isolent de la société qui les entoure, c'est le piège du NOUS.

Un jour, le Christ demande à Pierre « m'aimes-tu ? », trois fois de suite. Jean : 21,15 à 17

Il lui demande un amour total dans ses trois dimensions. Aime moi comme une mère pourrait m'aimer, (première dimension fusionnelle), comme un ami m'aimerait (deuxième dimension le nous, le groupe),comme un inconnu devrait m'aimer (troisième dimension amour universel qui ne suppose plus aucune haine pour quiconque.)

Jacob lutte toute une nuit contre un ange, qui représente ses animaux intérieurs et en ressort vainqueur « au prix d'une blessure à la hanche ». Genèse : 32,25.

Le passage à la troisième dimension de l'amour se marque souvent dans notre corps par une lutte laissant des traces au niveau des hanches ou de *l'aine - la haine.* Ensuite Jacob va s'appeler Israël ce qui signifie qu'il a lutté pour atteindre la troisième dimension de l'Amour, celle où on dit « eux ».

GNAPHALLIUM est un bon remède pour ceux qui souffrent de cruralgie, douleur de la partie antérieure de la cuisse. Il traduit une souffrance liée à la perte de son droit d'aînesse. Or justement Jacob avait usurpé le droit d'aînesse de son frère Esaü en échange d'un plat de lentilles.

*Le grand père d'un enfant, que je viens d'examiner au cabinet médical pour une banale rhino-pharyngite me demande quelque chose pour son épouse qui souffre de cruralgie. Je lui propose GNAPHALLIUM. Il me demande « que signifie ce remède ? C'est la perte du droit d'aînesse. » « Ça alors ! ! ! Je vais vous raconter l'histoire de mon épouse : c'était l'aînée d'une famille de quatre enfants. A l'âge de 7 ans, son oncle et sa tante meurent d'un accident de voiture. Sa cousine de 10 ans, survivante, est recueillie par ses parents.

Du jour au lendemain ma femme a perdu sa place d'aînée. Cinquante ans plus tard, ce conflit n'est pas résolu, la cousine occupe toujours la place de chef de la famille à qui sont confiées les grandes décisions. ».

HEUREUX CEUX QUI CROIENT SANS AVOIR VU

JEAN, 20,29

Mai 1975 : après des heures de marche harassante dans la forêt primaire gabonaise, nous approchons d'un campement de pygmées. Notre but est de vacciner les enfants contre la rougeole, maladie qui ravage le Gabon et sous ces cieux peu cléments, tue un enfant sur deux.
Midi : on se restaure autour d'un petit feu avec les chefs pygmées. Quelques instants plus tard, j'appuie sur le bouton de mon poste radio et aussitôt retentit la voix de Lucien Jeunesse qui envoie son célèbre « et à demain, si vous le voulez bien ! ». Les pygmées soulèvent le petit appareil, promènent leurs regards sur toutes ses surfaces : où est caché l'homme qui nous parle ?

Juin 1986 : réunion du conseil scientifique à la faculté de médecine de Marseille afin de discuter des programmes de l'enseignement homéopathique depuis que Georgina Dufoix a demandé aux facultés de médecine d'en organiser l'enseignement. Marseille est une des rares facultés à avoir suivi la consigne avant que la ministre ne soit congédiée. Après la réunion, repas convivial dans un petit restaurant marseillais. Je suis assis en face d'un professeur de médecine interne. Les esprits se détendent avec le petit rosé, bien frais « glacé » de Provence. « Vous ne soignez tout de même pas vos malades avec des dilutions homéopathiques supérieures à la 12 CH ? » s'enquit le grand patron.

En effet, nous l'avons vu plus haut, 12 CH, soit 10^{-24} est la dilution à partir de laquelle statistiquement, la probabilité qu'il reste une molécule de la substance disparaît.

« Bien sûr que si » lui répondis-je. « Tenez, voyez cette feuille de papier », je lui montre une circulaire imprimée des dates d'examen. « Mettez cette feuille dans votre fax, tapez le numéro de votre correspondant canadien : dans la minute, il va recevoir le texte. Pourtant vous avez toujours le même texte avec vous. Qu'est-ce qui a voyagé ? Une information. L'information est impondérable comme l'homéopathie. C'est le corps du patient qui va traduire et fabriquer les molécules correspondant à cette information ».

« Ça alors, vous m'avez presque convaincu » me répond le patron.

Avoir la foi c'est croire ce que l'on ne peut voir. Nous vivons dans une société matérialiste où la plupart des gens ne croient que ce qu'ils ont vu. Hélas, le regard de l'homme est limité : peut-on voir les ondes radio par exemple. Or la foi précède l'action. Il faut essayer l'homéopathie pour voir que cela marche. La plupart de nos médecins n'essayeront jamais et se contentent de la médecine allopathique qui ne convient pas à tous les cas.

« Si vous aviez une foi grande comme un grain de moutarde, nous dit le Christ, vous pourriez déplacer des montagnes » Luc : 17,6

Lisons « vous pourriez déplacer » des monts - les démons – nos animaux intérieurs qui constituent les forces de l'ego et qu'il nous faut dompter.
La foi , cela renvoie à l'organe le foie qui est symboliquement le lieu de passage vers la troisième dimension de l'Amour, l'accès au dit « eux », l'amour universel pour tous les êtres vivants.

Il faut arrêter de se faire *de la bile pour ce qui est labile* - le matériel – trouver la porte étroite – la veine porte. Nous avons vu que ce chemin correspondait au passage œdipien quand on renonce à tuer le père pour trouver son maître intérieur.

Le monde est actuellement en danger, ne serait-ce que par la pollution qui s'accumule dangereusement et menace l'équilibre biologique de la planète. En son temps, l'Amérique a refusé de signer les accords de Kyoto sur la réduction des gaz à effet de serre.

« Il n'est pas question de remettre en cause notre niveau de vie ».

La plupart des occidentaux préfèrent de grosses cylindrées gourmandes de pétrole.

Le monde occidental est comme Achille une puissance vulnérable. Achille était invulnérable sauf au niveau des tendons d'Achille qui supportent les muscles jumeaux. Il était engagé dans la guerre de Troie, la guerre pour accéder au trois à la Trinité.

La gémellité, c'est à dire la dualité - ange ou démon – c'est le stade anal, l'argent, la pollution. Thomas veut dire « le jumeau » en Hébreu, or Thomas est celui qui ne croit que s'il a vu et touché : « heureux ceux qui croient sans avoir vu » Jean : 20,29

Sur les billets d'un dollar on peut lire « In god we trust », nous avons confiance en Dieu. Avec le jeu de mot « god » Dieu, « gold » l'argent, on peut penser que certains confondent Dieu et l'argent, comme les Hébreux qui, à l'époque de Moïse adoraient le veau d'or , ce qui vaut de l'or.

Le géant américain a été malheureusement touché au niveau des tours jumelles, les Twins du World Trade Center, centre du commerce mondial- le 11 septembre 2001- car comme pour Achille c'est le lieu symbolique de leur vulnérabilité.

Ils seraient plus solides en passant de la deuxième dimension - matérialiste – vers la troisième dimension spirituelle, du dit « nous » au dit « eux ». Avec le nouveau président Barack Obama, on peut espérer avoir la chance de voir changer ce point de vue.

En face d'eux, les fanatiques kamikazes pensent être avec Dieu mais ont oublié le commandement fondamental « Tu ne tueras pas ». Dans le meurtre, ils rejoignent Œdipe et son aveuglement.

Quand au monde communiste dont le temple est l'usine qui crache sa fumée, il est devenu champion de pollution tous azimuts.

Pourquoi ne pas imaginer pour se sortir de cette situation un parlement mondial des religions. Ce parlement donnerait l'éthique.

A t'on le droit de tuer ? Non, haro sur la guerre et les condamnations à mort.

A t'on le droit de voler ? Non : exit les paradis fiscaux, oui pour un commerce équitable.

Un gouvernement mondial doté d'une puissante armée serait le bon exécutif de ce comité d'éthique, en redonnant un vrai pouvoir à l'ONU. Les combattants seront séparés, les trafiquants traqués et jugés…à La Haye (la haie qui sépare jusqu'à ce qu'il n'y ait plus de haine !).

NOUS AVONS VU SON ETOILE
Mathieu 2 –2

Les rois mages se mettent en marche après avoir vu l'étoile qui les guide vers le lieu de naissance du Christ.

Beaucoup de gens dans nos sociétés consultent des astrologues. Depuis la nuit des temps l'homme contemple les étoiles la nuit et cherche à en trouver des significations pour éclairer sa vie quotidienne et prévoir le futur.

En fait si on relit les premières phrases de la bible, Dieu crée le monde en une semaine dont tous les jours commencent par « il y eut un soir, il y eut un matin ». Genèse 1,8.

Le jour commence donc par le soir. Il y a une certaine lumière, une certaine connaissance… suit la nuit : pour se déplacer on va être guidé par les étoiles.

Enfin vient le lever du jour : les étoiles palissent et disparaissent et la lumière revient. La naissance du Christ obéit au même phénomène : l'étoile qui a conduit les mages vers l'étable s'efface quand ils découvrent le divin nouveau né.

Tout cela est symbolique. Dans l'enfance existe encore parfois des visions, des restes de connaissances sur l'au-delà. On peut voir nos ancêtres, les fantômes qui rodent dans la chambre. Il m'est arrivé de constater qu'un petit enfant de 3 ans fiévreux, à qui on présente une trousse de remèdes homéopathiques attrape le remède qui semblait effectivement indiqué pour sa fièvre comme s'il en ressentait les vibrations.

Plus tard vient une période où tout cela s'efface et laisse la place à notre esprit purement rationnel.

SPIGELLIA est un bon remède pour les gens qui sont dépendants des horoscopes. On les repère sur des verrues sur les orteils, sur leur propension aux verminoses avec douleurs abdominales, sur leurs craintes des piqûres comme SILICEA….

Enfin, un jour le soleil - le Christ intérieur - se lève de nouveau en chacun de nous et nous éclaire d'une foi telle qu'il n'est plus besoin de regarder des repères tels les étoiles : on fait confiance en l'avenir car on sait.

Pâques 1996 : nous sommes en marche vers le sommet du mont Moïse… Je ne regrette pas le choix de faire cette ascension à dos de chameau : mes compagnons montent à pied et dans la nuit leur regard est captif du halo de la lampe de poche qui éclaire leurs pas…pour ma part, dans le balancement chaloupé de mon vaisseau du désert, j'ai tout le loisir de lever les yeux vers cette nuit magnifique aux mille étoiles. En bas luisent les feux du monastère Sainte Catherine.

Plus tard, arrivés au sommet, nous attend l'embrasement indicible du lever du soleil dans cette montagne mythique où Moïse avait son rendez vous avec DIEU.

« Pourquoi se soucier de demain, demain se souciera de lui même ! » nous dit le Christ.
Matthieu : 6, 34

Le présent, en effet est éternel. L'avenir devient présent, le passé fuit…..seul le présent reste. Le cadeau du présent, c'est d'y vivre intensément et d'y gagner l'éternité.

« Tant que l'homme saura qu'il est mortel, nous dit Woody Allen, il ne sera pas vraiment relax. »

Pour être relax, il faut savoir que l'on est immortel et donc intégrer pleinement le présent.

Ceci étant, Woody Allen ajoute avec humour « l'éternité, c'est long, surtout vers la fin ! » d'autant qu'il essaye de contacter DIEU par téléphone mais tombe sur un répondeur qui lui dit « DIEU est absent momentanément, veuillez laisser un message, on vous répondra ». J'en profite pour faire un aparté sur l'humour qui est un moyen puissant et efficace pour lutter contre nos angoisses existentielles et nos maladies : le rire est une des meilleures médecines.

MEDORRHINUM est un bon remède pour les gens qui sont trop tendus vers le futur ! L'anticipation pompe toute leur énergie. Ils souffrent d'hypertension liée au stress. On les repère sur leurs ongles rongés, une carie entre les incisives supérieures, une position du sommeil sur l'abdomen, de l'astigmatisme, une arythmie cardiaque, l'amélioration au bord de la méditerranée et l'aggravation en altitude où ils ne ferment pas l'œil comme COCA.

ASTERIAS RUBENS, l'étoile de mer, est un remède connu pour le cancer du sein. Il y a des nodosités et une induration des glandes mammaires qui sont surtout gonflées à gauche. Les glandes axillaires sont hypertrophiées, dures et noueuses. Ce sont des patientes qui ne supportent pas la contradiction et vivent mal les conflits. A l'adolescence elles ont souffert d'acné et présentaient une excitation sexuelle marquée avec parfois de la chorée et des symptômes hystériques.

Enfin rappelons que lors de la mammographie de dépistage du cancer du sein, le radiologue recherche des petites calcifications « en étoile ».

TU QUITTERAS TON PERE ET TA MERE
Genèse : 2, 24

Dans nos sociétés, de plus en plus d'enfants et même d'adultes ne parviennent plus à s'éloigner de leurs parents.

Le téléphone portable est le nouveau cordon ombilical qui nous permet de rester reliés en permanence avec tous les proches.

Lorsqu'ils se marient enfin, beaucoup divorcent à la première occasion pour retourner vivre chez papa maman.

Quitter le père

On remarquera qu'il faut d'abord « quitter le père ». C'est le plus facile car justement le rôle du père était de nous apprendre à quitter, à perdre les choses. Grâce au père, on perd la relation fusionnelle avec la mère. C'est le rôle du stade « Anal » dans lequel l'enfant de 2 à 5 ans va acquérir une autonomie, les règles de vie en groupe, la loi.

Entre 5 et 7 ans, il y a le complexe d'œdipe où il faut « tuer » symboliquement le père, tuer l'époux de la mère (tuer « les poux » ces petits parasites sont les marqueurs de l'Oedipe et sont donc au programme des enfants de maternelle !).

Tuer le père c'est prendre sa distance par rapport à lui, à son enseignement, ce qui n'est pas si évident. Combien d'hommes ne prennent jamais de vraies responsabilités, répètent comme des moutons le message du maître, du patron, ne dévient jamais d'un iota de la ligne prescrite « politiquement correcte ». Le prix à payer est qu'il n'y a plus de création possible.

51

C'est la pensée unique tuant les possibilités d'évolution. Des sociétés entières sont tombées dans le panneau tels les soviétiques. Natrum muriaticum est le grand remède homéopathique de cette incapacité à quitter le père.

Janvier 1990 : j'arrive à St Petersburg qui s'appelle encore Leningrad pour donner une conférence. Je suis accueilli par mon interprète, une enseignante russe francophone. Elle me paraît épuisée, les yeux rougis comme ceux de quelqu'un qui ne dort plus et pleure depuis une semaine. Sa fille, son beau-fils, leurs petits enfants se sont envolés pour émigrer en Israël et elle pleure parce qu'elle ne les reverra jamais !

« Et vous, pourquoi n'êtes vous pas partie ? » « Mais je ne pouvais pas quitter la Russie, je suis une pure communiste, c'est toute ma vie ! »

Elle s'appelle Lénora, ce qui signifie « petite Lénine ». Ses parents étaient des communistes convaincus. Pour elle, le changement qui s'opère en Russie qui retrouve le capitalisme est une vraie catastrophe.

Je n'avais pas de remède homéopathique avec moi et les magasins sont vides. Comment l'aider ?

Pour l'insomnie suite de chagrin l'homéopathie propose trois remèdes : IGNATIA, KALIUM BROMATUM, et NATRUM MURIATICUM (le sel de mer).

Je me décide, NATRUM MURIATICUM, car c'est un remède que je peux facilement fabriquer moi-même selon la méthode du russe Korsakov.

« Avez-vous du sel chez vous ? ». « Oui bien sûr ! ». Je mets une pincée de sel dans une bouteille d'eau, j'agite, je vide la bouteille (il reste des gouttelettes d'eau sur les parois de verre), je la remplis de nouveau, je répète l'opération trois fois puis lui tends un verre de cette préparation du remède NATRUM MURIATICUM.

Les remèdes homéopathiques fabriqués selon cette méthode sont indiqués en pharmacie par le nom latin du remède suivi du nombre de dilutions – dynamisations pratiquées dans le même flacon : ici cela donne « NATRUM MURIATICUM 3K ». En France, les laboratoires homéopathiques délivrent les dilutions Korsakoviennes jusqu'en 100000K.

Son sommeil a pu revenir la nuit même et elle a pu mener la traduction de la conférence avec un visage reposé.

L'efficacité incroyable de ma préparation me fit soupçonner que j'étais tombé sur son remède de fond. Je l'ai compris à Moscou, dans le mausolée où Lénine repose dans un cercueil de verre, rose et frais comme s'il était mort il y a moins de dix minutes. Le père n'est toujours pas enterré, il est là mais ne parle pas !

Marion est une fillette de dix ans que sa mère porte dans mon cabinet en cette fin d'été : elle ne peut plus marcher du fait de douleurs intenses dans les membres inférieurs.   A l'examen elle est maigre, affaiblie. La prise de sang montre des cellules anormales et un effondrement des plaquettes sanguines : c'est une leucémie. Je téléphone au centre de référence marseillais pour ce type de maladie : on l'attend pour le lendemain matin. En attendant je lui donne une dose de NATRUM MURIATICUM car elle est émaciée, parle peu, et aurait trop « pris le soleil » cet été. Ceci dit, je connais bien son histoire familiale : c'est la troisième enfant, elle a deux frères aînés. Quand sa mère l'attendait, le père lui a dit d'avorter sinon il divorcerait. La mère voulut la garder et le couple se sépara. Depuis on voyait très peu ce père qui travaillait sans arrêt.

A la suite de cette dose homéopathique, Marion s'endort pour se réveiller en pleine nuit et se mettre à danser sur son lit « je n'ai plus mal, je suis guérie ! ».

Le lendemain, à Marseille, le professeur spécialiste des leucémies la voit faire du vélo avec entrain dans les couloirs de l'hôpital : il s'exclame « Madame, cela fait trente ans que je vois des enfants leucémiques et en regardant votre fille je peux vous dire qu'elle n'a rien : ce doit être une erreur du laboratoire d'analyses médicales de Fréjus que l'on va contrôler ! ».

L'analyse sanguine trouve un taux de plaquettes sanguines normalisé mais quelques cellules sanguines anormales existent encore. « C'est incroyable, je n'ai jamais vu cela, c'est un tout début de leucémie qui devrait bien réagir à la chimiothérapie. » dixit le grand patron.

Nous voilà partis pour une longue série de traitements qui auront l'intérêt énorme de faire venir le père à l'hôpital et celui ci va renouer une bonne relation avec sa fille. Le seul grand stress de ce parcours du combattant sera un saignement de nez très important, résistant à toutes les manœuvres thérapeutiques, qui cédera quand on conseillera à la maman affolée de lui mettre un petit bout de Kleenex sous la langue (c'est un « truc » que m'a enseigné un médecin indien et qui est souvent efficace dans les cas d'épistaxis).

Marion est actuellement une fille de vingt ans en bonne santé.

Parfois, le père n'aura jamais été connu et c'est un père fantasmatique impossible à quitter, qui peuple notre inconscient. « Je suis de père inconnu et de mère trop connue » me confiait un patient !

Dans ces cas là, il faut penser à Copaîva. C'est le plus grand arbre de la forêt dont on ne voit que le tronc, le reste se développant au dessus de la canopée.

Les femmes Copaîva sont souvent à ovulation provoquée et donc peuvent se faire faire un bébé d'un soir par un « étalon » de passage qu'elle ne reverra plus, répétant ainsi l'absence de père à la génération suivante.

URTICA URENS, l'ortie, est le remède de choix quand le père est mort. L'ortie pique comme la barbe du père qui embrasse son enfant.

Notre société a orchestré la mort du père et les artistes ont bien saisi cette ambiance dans des films comme « le roi lion », « le grand bleu », « la vie est belle ». Les pères disparaissent, happés par le travail, ou se transforment en « re-mères » fusionnant de plus belle. Plus personne n'est là pour dire NON, pour jeter les sucettes et les biberons à la poubelle et les enfants sont piégés par le stade oral et ses caprices qui en feront de bons consommateurs ! « Faites vous plaisir, vous le valez bien !!! »

Dans la bible on peut lire « au paradis l'ortie sera remplacée par le myrte » Esaîe : 55,13

Au paradis le père ne meurt plus et nous accompagne : c'est notre étincelle divine, le Christ Intérieur.

Quitter la mère – Cette tâche vient en dernière position, c'est la plus ardue car la mère représente l'amour fusionnel qui est infini…Or on ne peut concevoir de retrouver un amour infini qu'en accédant à la troisième dimension de l'Amour, l'amour altruiste, où on dit « eux »…c'est un chemin ardu, une porte étroite à franchir, la porte de la foi. Dans notre corps, c'est justement la veine porte qui se rend au foie comme nous l'avons vu plus haut.

Certains exilés ne se sont jamais remis d'avoir dû quitter la « mère patrie » : c'est le cas du remède CAPSICUM.

Ces personnes prennent du poids, se gavent d'une abondante nourriture pimentée, montrant par là le stade oral dans lequel ils se débattent. Comme on le verra plus loin, d'autres se flétrissent, maigrissent, perdent leurs cheveux comme c'est le cas pour PHOSPHORICUM ACIDUM : ils raffolent du Coca cola qui contient de l'acide phosphorique.

Enfin, on a vu que MURIATICUM ACIDUM est le remède de la mort de la mère. En voici une observation récente :

Angélique est née le 26 novembre 2007, troisième enfant d'une fratrie en bonne santé, après un accouchement long et douloureux. (18 heures de contractions – accouchement « par les reins » sans péridurale). Poids de naissance : 3470gr.

Dès le premier jour de vie la maman remarque un comportement anormal : coliques, petits épisodes de cyanose, hypothermie. Le pédiatre du service pense à une allergie au lait et pousse la maman à allaiter et l'enfant est mis en observation quelques jours.

Elle sort de la clinique au huitième jour de vie avec un bilan médical normal.

Le lendemain de la sortie, alors que la maman la change survient un malaise grave avec cyanose, révulsion oculaire, arrêt respiratoire qui s'estompe avec les stimulations de la maman. Le pédiatre de l'hôpital est consulté aussitôt : l'enfant refait deux malaises graves avec dé- saturation dès son admission dans le service pédiatrique. Il nécessite une oxygénothérapie et est placé sous surveillance cardiovasculaire.

Le bilan pratiqué aussitôt montre l'absence de toute cardiopathie, mais un reflux acide gastro-œsophagien massif avec sur les radiographies une plicature gastrique et béance totale du cardia :

L'enfant est placé sous traitement antiacide et anti reflux et doit rester en position verticale constante car même avec la médication allopathique la moindre tentative de décubitus entraîne immédiatement un important reflux.

Un chirurgien infantile est consulté, il décide de le laisser à l'hôpital en attendant qu'il prenne du poids pour pouvoir éventuellement intervenir.

Malgré tout, le bébé passe son temps à se tordre de douleur et à faire des petits épisodes de cyanose si bien que les parents demandent à une consœur homéopathe d'intervenir et celle-ci prescrit sans résultat ASA FOETIDA, ARGENTUM NITICUM, NITRICUM ACIDUM, ARSENICUM ALBUM, CONIUM MACULATUM.

Trois semaines plus tard, l'enfant ne progresse pas, et est toujours hospitalisé. Les parents demandent son transport pour venir à ma consultation : cela leur est refusé car le pédiatre hospitalier pense que c'est un cas organique et que seule une intervention chirurgicale pourra le solutionner : très aimablement il me contacte par téléphone pour m'expliquer tout cela.

Je propose donc aux parents de venir sans l'enfant en consultation et je les reçois le 21 décembre 2007.

Ma première question est « comment s'est passée la grossesse ? »

La maman m'explique alors que son souci était la santé de sa propre mère qui est en phase terminale d'un cancer généralisé et dont le discours était « il faut que je tienne pour voir cet enfant »

Or il se trouve que j'ai dans ma bibliothèque la matière médicale homéopathique d'Hahnemann traduite par Jourdan au début du XIX° siècle.

J'avais déjà, à propos d'une autre observation, vu que dans la pathogénésie de MURIATICUM ACIDUM (l'acide chlorhydrique en 30CH- soit 10-60), il note « je rêve que ma mère meurt, la quatrième nuit » (symptôme 545). C'est la seule matière médicale qui mentionne la mort de la mère à ma connaissance, et cela n'est même pas répertorié par Kent dans le répertoire duquel on trouve seulement MUTIATICUM ACIDUM à la rubrique « rêve de la mort de proches ».

Je comprends que pendant toute la grossesse la maman s'angoisse avec la peur que sa mère décède. Cela provoque chez elle un état relevant du remède « MURIATICUM ACIDUM » et au final son enfant met sa propre vie en danger avec un reflux d'acide chlorhydrique gastrique : en fait il lui faut effectivement de l'acide chlorhydrique, mais à doses homéopathiques !!!

Je prescris donc des doses en échelle de MURIATICUM ACIDUM : 15, 18, 24, 30CH à raison d'une dose tous les deux jours à prendre par la maman qui allaite.

Tout va s'arranger rapidement : trois jours plus tard, l'enfant ne cyanose plus, supporte la position déclive et est autorisé à quitter l'hôpital.

Je la reverrai tous les mois : elle ne pose plus de problème. Les traitements allopathiques sont arrêtés dès le premier mois et au 6ème mois, c'est un beau bébé rieur pesant 6950g. Actuellement c'est une petite fille qui va vers ses deux ans en bonne santé.

Chez l'adolescent qui doit quitter sa famille le venin d'araignée « TARENTULA HISPANA » est très intéressant à dose homéopathique.

Ce sont des jeunes agités, désobéissants - pour eux, obéir c'est être esclave – capables de danser des nuits entières sur des musiques endiablées. Ils rêvent de sorcières qui les manipulent.

MYGALE est le remède de ceux qui présentent des mouvements anormaux, incontrôlables, comme dans la chorée.

Sergio est un grand adolescent de terminale qui est menacé d'un renvoi du lycée car il présente des mouvements anormaux, brusques du bras droit. Récemment il a cassé les lunettes de la camarade qui étudie à ses côtés. Fils unique il vit sans arrêt en grande proximité avec sa mère pour laquelle il est tout. J'évoque le remède MYGALE. Il s'exclame : « Mygale ? mais justement j'ai un grand poster de mygale au dessus de mon lit !!! »

Pris en doses homéopathiques ce remède va l'aider à quitter sa mère et son amour fusionnel pour sortir de l'adolescence et devenir adulte et autonome et de ce fait ses mouvements choréiques disparaissent rapidement.

En fin de vie, il nous faut quitter la « terre mère » et l'homéopathie propose une aide efficace pour aborder le passage de la mort avec sérénité :

Ce peut être ARSENICUM ALBUM qui joue sur l'angoisse et l'agitation, et surtout TARENTULA CUBENSIS, l'araignée noire de Cuba, pour les douloureuses agonies, quand nous souffrons de nous accrocher désespérément à la vie terrestre.

JESUS LAVE LES PIEDS DE SES DISCIPLES
L'ORGUEIL – L'HUMILITE
JEAN : 13, 5

Comme ses disciples l'appellent « maître », Jesus prenant le rôle du serviteur va laver les pieds de ses disciples.

Bouddha lui-même nous disait « soyez votre propre lampe ».

Tous les deux sont dans l'humilité et échappent au piège dans lequel tombe le gourou d'une secte – (il se goure où ? En prenant le pouvoir, en restant comme un père entouré d'enfants qui ne peuvent s'autonomiser et devenir adultes.)

BOMBYX PROCESSIONNARE est le remède de ceux qui suivent en procession le maître qui les a castrés symboliquement de leur autonomie spirituelle. Physiquement d'ailleurs c'est un remède qui évite les torsions des testicules chez les garçons – qui aboutissent à une auto castration –et la coalescence des petites lèvres et la torsion des ovaires chez les filles.

Il est très difficile de renoncer à l'orgueil qui nous suit jusqu'au bout de notre évolution. On va s'accrocher à des futilités – une particule à son nom, un titre ronflant, une médaille, une grosse voiture qui aggrave la pollution au CO_2.

L'égo enfle et c'est la chute, la régression. La montée vers la connaissance me fait penser à l'ascension du mont blanc qui se termine par une étroite arrête où l'alpiniste risque à chaque pas une dégringolade mortelle.

Le Christ nous montre le chemin en naissant dans une étable, en montant à Jérusalem juché sur un âne et en mourant exposé sur une croix !

L'âne symbolise la connaissance car il a de grandes oreilles pour écouter les autres et l'humilité car il est plus petit et moins noble que le cheval.

Le déroulement de la vie nous aide à trouver l'humilité : on vieillit, on perd sa puissance physique, le corps se recroqueville sur lui même, la matière nous échappe.

Jean-Paul II fut un témoin qui montra cette voie et nous permis de comprendre que dans le nouveau monde qui nous attend, la force réside dans la faiblesse. Considérablement diminué par la maladie, il poursuivit inlassablement sa tâche et son verbe porta encore plus.

En médecine, l'homéopathie c'est l'humilité d'une médication réduite à sa plus simple expression. Certains pensent même qu'il n'y a rien dedans. Il y demeure le souffle, l'empreinte, l'information donnée par la substance qui sera matérialisée dans nos propres récepteurs.

Le médecin homéopathe ne peut que rester humble : il n'a pas de réponse toute faite, il faut choisir le bon remède ce qui n'est pas évident, et savoir si ce remède va pouvoir agir. (N'y a t'il pas un barrage énergétique à lever au préalable ?). Chaque être est différent et représente une nouvelle énigme à décrypter. Pas de matières, de grammes, d'étude en double aveugle, de grandes séries : chaque cas doit être individualisé mais de superbes réussites nous attendent à l'arrivée !

On est loin de la médecine par les preuves. « Evidence based medecine » des anglo-saxons – qui est à la mode mais dont on voit de plus en plus les effets pervers.

Pour les besoins de l'argent, maître tyrannique, les preuves sont parfois manipulées, les effets secondaires des médicaments et vaccins gommés, niés... mais finissent par ressortir au cours de procès retentissants !

Voici une observation d'un enfant guéri rapidement d'une maladie organique grave avec une dose infime de remède :

C'est un samedi matin, la secrétaire me passe au téléphone une mère affolée car son bébé de 9 mois a 40° Celsius de fièvre depuis ce matin 7 heures « A-t-il reçu du paracétamol ? » « Oui docteur, mais deux heures après il a toujours 40° ! »

Quand j'étais étudiant, mes patrons lyonnais m'avaient appris qu'en médecine il y a deux sortes de maladies aiguës : celles dont la fièvre tombe avec un antithermique – ce sont les bonnes maladies – et celles sur lesquelles l'antithermique n'a pas d'effet – là il faut se méfier !!!

Je demande donc à cette maman de venir tout de suite au cabinet médical. Elle me montre un nourrisson vultueux, essoufflé, présentant un discret battement des ailes du nez. Cela évoque une pneumonie lobaire aiguë, affection sévère certainement due au PNEUMOCOQUE autrefois souvent mortel.

Avec une antibiothérapie adaptée, la fièvre devrait tomber en une journée, mais le foyer radiologique mettra trois semaines à se résorber. Je décide de l'envoyer chez le radiologue et de passer au laboratoire d'analyses médicales pour un prélèvement de gorge avec recherche de germes et antibiogramme et une numération formule sanguine.

Avant de sortir du cabinet médical, je mets dans la bouche de l'enfant trois granules de PNEUMOCOCCINUM 10.000K.

En fin de matinée la mère me téléphone : il y a bien une pneumonie lobaire aiguë à la radiographie. La numération formule sanguine donne 23000 globules blancs, 90% de polynucléaires ce qui signe une infection bactérienne sévère. Et comment va le petit Theo ? Ça va, la fièvre est tombée, en ce moment il joue sur le tapis du salon. Je décide donc de surseoir à l'antibiothérapie....Je les rappellerai dans la soirée : la journée a été bonne, la fièvre n'est pas remontée, il a bon appétit !

Le lundi suivant, après un bon week-end, l'enfant est ramené chez le radiologue qui n'en revient pas : le cliché pulmonaire s'est normalisé ! Je reçois dans la journée le résultat du prélèvement de gorge du samedi : il grouille de Pneumocoques !

Depuis j'utilise souvent ces dilutions homéopathiques de microbes : les ISOPATHIQUES. Par exemple, ils font merveilles chez les enfants souffrants de MUCOVISCIDOSE. Chez eux l'anomalie du mucus, qui est trop épais, favorise les infections bronchiques, et les pneumologues utilisent de fortes doses d'antibiotiques pour en venir à bout. Hélas un jour le poumon est colonisé par des bactéries qui résistent à tous les antibiotiques, par exemple du PYOCYANIQUE ou du STAPHYLOCOQUE. Dans ces cas là une dilution homéopathique de Pyocyanique 7 CH 3 granules tous les matins et Staphylococcinum 7 CH 3 granules tous les soirs font merveilles pour chasser ces germes inopportuns qui finissent par détruire le poumon et compromettre l'espérance de vie.

Dans les cas où on ne peut pas trouver ces remèdes, il faut monter une dilution kosakovienne soit même avec un crachat de l'enfant et de l'alcool à 60° (30K si possible : voir page 49).

Platina est un être brillant mais il tombe dans l'orgueil du maître. Il est de plus en plus happé par le paraître, on dirait aujourd'hui le « bling bling » et n'existe plus que « par être » interposé ! Il monte sur des estrades, parade, se soucie excessivement de son apparence extérieure. Il « use les miroirs » comme Narcisse, ou comme la belle mère de Blanche neige qui demande chaque matin à son miroir magique de lui confirmer qu'elle est la plus belle du château. Louis XIV aurait eu besoin de ce remède avec sa galerie des glaces où il paradait devant sa noblesse. Cela lui aurait permis de rester dans une juste mesure et peut être aurait on évité plus tard les folies de la révolution.

Au pavillon de Sèvres, le mètre de référence est en platine car ce métal ne varie pas et donne la mesure juste. Hahnemann, gonflé par sa brillante découverte, a été le premier médecin à avoir l'intuition de prendre ce précieux métal à dose homéopathique et cela a dû l'aider à remettre les pieds sur terre pour continuer son œuvre avec l'humilité nécessaire pour approcher, entendre et comprendre ses malades.

Palladium, un métal très proche, convient à l'orgueil intellectuel, au crâneur, avide de flatterie. S'il parle c'est d'un ton hautain et dans un langage abscond réservé à l'élite.

Pallas Athéna était née directement du crâne de Jupiter. Un symptôme physique permet de le repérer : il marche constamment sus la pointe des pieds !

Le Christ enseignait aux petits comme aux grands, son verbe étant accessible à tous : « Heureux les cœurs simples car ils <u>sont dans</u> le royaume de Dieu ».

« JE SUIS LA LUMIERE DU MONDE »

UNITE, DUALITE, TRINITE. JEAN : 8,12

Le Christ nous dit qu'il est la lumière du monde, et de fait l'image de la lumière blanche nous donne la clef du mystère.

Décomposée par le prisme, elle fait apparaître en effet les trois couleurs fondamentales : le bleu, le jaune et le rouge. Ces trois couleurs, comme nous l'avons vu, ramènent aux trois dimensions de l'amour.

Pendant son parcours terrestre, il peut être dans la première dimension, par exemple seul dans le désert en face du démon des animaux intérieurs de l'humanité. Le diable lui propose d'abord de transformer les pierres du désert en pain pour assouvir la faim et son angoisse orale PSORIQUE ; de se jeter du haut du temple, c'est la tentation autodestructrice de la LUESE. Enfin de devenir un puissant de la terre pour satisfaire le besoin de contrôler et de dominer, typique du stade anal SYCOTIQUE. Matthieu : 4,11

Quand il est avec ses disciples et amis, il goûte aux joies de la deuxième dimension de l'Amour, le nous. A d'autres moments, il est mêlé à la foule pour soigner, enseigner, exprimant le divin qui est en lui.

C'est le jour des noces de Cana, Jean : 2,1 à 12, que Jésus se dévoila dans sa dimension divine. On lui présente l'eau, il dit « vin » - divin – et l'eau se change en un vin excellent. Plus tard lors de la cène, le vin va symboliser la couleur rouge du sacrifice, du sang versé.

Le message est clair : plus de sang versé, il est remplacé par le vin, boisson des Agapes : devenons des saints proches du divin !

Plusieurs siècles plus tôt, Abraham avait levé le couteau sur son fils Isaac pour l'offrir en sacrifice à Dieu et un ange avait arrêté sa main. A la place, il lui fut indiqué de sacrifier un bouc. Le bouc est le père de l'agneau. On passe donc du meurtre du fils à celui du père, et cela peut être mis en parallèle avec l'histoire d'Oedipe où, dans un premier temps, le roi va vouloir tuer son fils, et dans un deuxième temps, le fils tuera le père.

Cinq cent ans avant Jésus, un prince demande à Confucius : « faut- il maintenir la peine de mort dans mes états ? » Confucius répond : « le prince est comme le vent, le peuple est comme l'herbe - l'herbe se couche dans le sens où souffle le vent » -Entendons : le prince donne l'exemple, s'il ne tue plus, le peuple cessera d'être criminel !

Une patiente qui bénéficia du remède OLIBANUM SACRUM rêvait que son père la tuait. Cette résine, l'encens « en sang » est utilisée dans les cérémonies sacrées car sa fumée induit des ambiances mystiques. Diluée et dynamisée, elle devient un remède homéopathique qui permet en fait de franchir ce premier pas Oedipien. Un de ses symptômes remarquables est qu'il voit des anges. Ce sont des patients qui perdent souvent leur voix :

Une amie vient à la maison partager notre repas. Quelques jours avant nous l'avions accompagnée à l'église pour l'enterrement de son mari : la cérémonie était poignante mais personnellement j'avais été gêné par l'atmosphère surchargée de fumées d'encens.

Elle arrive presque totalement aphone : « cela m'a pris ce matin, ça m'arrive de temps en temps, j'en ai pour trois jours pour retrouver une voix normale ».

Je lui donne trois granules d'OLIBANUM 7 CH. A la fin du repas, à sa grande surprise elle a retrouvé une élocution sans problème.

Par la suite vient LACHESIS MUTUS, remède fabriqué avec le venin d'un serpent d'Amérique centrale. C'est le remède principal du complexe d'œdipe indiqué quand le fils va vouloir tuer le père pour épouser la mère. De fait, c'est la déesse Parques, Lachesis, qui va délivrer Oedipe, attaché par le pied dans la forêt sur ordre du roi pour être dévoré par les animaux sauvages.

L'homéopathe reconnaît dans ces trois couleurs, les trois miasmes décrits par Hahnemann et qui hantent l'esprit humain. Le bleu de la PSORE et sa peur de l'abandon. Le jaune de la SYCOSE et son obsession de tout posséder, tout contrôler ; le rouge de la LUESE et sa pulsion à tout détruire.

Dans la religion hindouiste, Dieu se divise en trois personnes :
Brahma – celui qui crée – la 1ère dimension, le « je suis » la PSORE.
Vishnu – celui qui protège, la 2ème dimension, le nous, la SYCOSE.
Shiva – celui qui détruit pour reconstruire, la 3ème dimension, la LUESE.

Ces trois dimensions se retrouvent exacerbées dans notre monde du troisième millénaire.
Certains, dans la PSORE, sont privés de tout et se sentent abandonnés : c'est le tiers et le quart monde qui mendient à nos portes.
D'autres accumulent, contrôlent, possèdent, c'est la SYCOSE du monde industrialisé.

D'autres sont prêts à tout détruire pour accéder au paradis : c'est le mirage de la LUESE.

Le Christ va s'offrir en sacrifice - se couvrir de sang, de rouge, pour que le monde en finisse avec la violence, l'argent, et trouve l'humilité la compassion, l'amour. Il est la lampe qui éclaire dans la nuit. Le jour qui se lève, les yeux qui s'ouvrent.

LA FEMME ADULTERE
JEAN : 8,3 et suivants

Une femme adultère est condamnée à être lapidée. Jésus intervient en disant : « Que celui qui n'a jamais pêché lui lance la première pierre ».
Du coup, il calme la foule : plus personne n'ose lancer une pierre et tout le monde s'en va. Jésus dit : *« moi non plus je ne te condamne pas ; va et ne pêche plus »*.

Georges Brassens reprend cet épisode avec son humour habituel : « ne jetez pas la pierre à la femme adultère, je suis derrière ! ».

« ERRARE HUMANUM EST, PERSEVERARE DIABOLICUM »

L'erreur est humaine ! Nous ne sommes pas parfaits puisque nous sommes humains, mais nous sommes perfectibles. Par contre, dès lors que nous savons être dans l'erreur, persévérer est diabolique.
Il nous faut donc pardonner.

Combien de fois ? Soixante dix fois sept fois !
Matthieu : 18,22

Le pardon est la condition pour accéder à l'amour infini altruiste. On pardonne car on reconnaît notre condition humaine avec son ignorance et ses failles.
Dans pardonner, il y a aussi la part à donner, du bien pour un mal : élégante alchimie !!!
Pardon – par don – La récompense du pardon vient dans les dons qui nous sont octroyés.

NITRICUM ACIDUM est le remède des gens qui ne pardonnent jamais. Ils sont rigides comme le chêne et vont s'abattre à la moindre tempête, contrairement aux roseaux penchants – pensant.

« Si tu veux prier, va d'abord te réconcilier avec ton frère ». Matthieu : 5,24.

Le pardon clôture le stade anal, la deuxième dimension de l'amour. D'ailleurs, NITRICUM ACIDUM est un grand remède de fissure anale. On aurait aimé l'amour sans faille et sans fissure ! Si on pardonne, on se détourne de la haine et on passe à la troisième dimension, l'amour universel.

Pour en revenir à l'adultère, il représente le poison de la deuxième dimension de l'amour : il va projeter le couple dans le drame de la jalousie. Les familles sont détruites et le malheur s'installe parfois pour plusieurs générations. Les forces de l'amour, auxquelles est très liée Thanatos, la pulsion de mort, nous poussent dans cette attirante direction largement exploitée par le système commercial de notre monde guidé par l'argent. « Faites vous plaisir, vous le valez bien ! ». Il faut contenter notre EGO avant tout, Eros domine. On fait fi des enfants qui devront s'adapter coûte que coûte ce qui sera plus ou moins facile selon la façon dont les choses se passent. Or la famille est le ciment de la société et sa faillite prépare le chaos. Heureusement les gens sont de plus en plus intelligents et quand les séparations sont inévitables elles se font sans drames en présence des enfants. Ceux-ci sont informés de tout, rassurés, et accompagnés s'il le faut sur le plan psychologique. L'homéopathie est là aussi une aide efficace.

HYSOPUS officinale est le remède homéopathique qui va aider à laver les traces adultérines comme c'est le cas pour le roi David qui a entraîné son meilleur général à se faire massacrer pour profiter de sa femme.

Alors qu'il est rongé de remords, Dieu lui dit : « va te plonger dans l'Hysope et tu seras purifié ». HYSSOPUS nous aide à vaincre l'acidité qui est en nous (A-CID : ne plus tuer). Un soldat romain tend au Christ agonisant sur la croix une éponge de vinaigre au bout d'un rameau d'Hysope. Jean : 19,29

L'enfant né de la relation adultérine de David ne sera pas viable et lui-même ne sera pas autorisé à construire le temple de Jérusalem. Ce sera son deuxième fils, Salomon qui en sera chargé.

Adule tes reins – adultérins, c'est au niveau des reins que la maladie marquera parfois de son sceau le drame de l'adultère.

La variole, maladie se contractant de peau à peau, en a été le témoin (en homéopathie, c'est le remède biothérapique VARIOLINUM : vari/oli/n/um – l'homme ne doit pas changer de lit). La vaccination – la première ayant été celle de la variole – inscrit l'homme dans ce processus et fragilise parfois ses reins ce qui explique qu'une analyse d'urine était autrefois pratiquée avant l'acte vaccinal. Par cet acte qui réussit à éradiquer un grand fléau, l'humanité passait du stade Oral au stade Anal où on contrôle la maladie, donc de la PSORE à la SYCOSE.

L'adultère renvoie à l'inceste : l'amour interdit. Inconsciemment dans le coup de foudre avec l'inconnu, l'individu recherche l'amour fusionnel initial, et l'adultère devient une plongée dans l'inceste œdipien et son aveuglement !

Don Juan, dans le regard de toutes les femmes qu'il séduit, recherche l'amour de sa mère qu'il ne retrouve jamais…..d'où l'errance et la déconvenue ! C'est le père – le commandeur – et ses interdits qui l'attendent au bout du chemin….

Contrairement à l'animal qui ne souffre pas de maladie sexuellement transmissible, l'homme ne peut avoir des relations multiples avec la partie inférieure du corps sans courir le risque de maladies destructrices : la gale qui se propage de peau à peau, la gonorrhée de sexe en sexe, le chlamydia, la syphilis et maintenant le sida.

L'homme a pu accéder au langage – communication avec tout le monde grâce à la partie supérieure du corps, en abandonnant la communication universelle avec la partie inférieure du corps.

En effet, il faut que le père soit nommé pour qu'il devienne nommant et que se mette en place la triangulation œdipienne, garant de l'accès au verbe.

Mais l'homme garde souvent des pulsions « animales » le poussant à une sexualité débridée.

Chaque fois qu'il s'est laissé aller à ces pulsions, le monde a connu la décadence rapide. En effet, l'œdipe devient impossible à franchir, les hommes s'aveuglent et replongent dans l'amour pour le je, dans l'éros, et comme Icare, retombent dans la mer….et renaissent de la mère, n'ayant pas pu accéder à la trinité, à la lumière blanche nécessaire pour vivre au paradis.

En dessous de l'œdipe c'est le stade anal avec ses obsessions et le choix pour des pratiques sexuelles débridées. Ce sont les maladies sexuellement transmissibles qui nous guettent alors tel le rétrovirus du sida pour nous entraîner dans la destruction.

Il faut dire non à ces pulsions qui envahissent notre monde moderne.

La mode occidentale traduit cela depuis quelques années : elle dévoile de plus en plus les femmes alors qu'en réaction, d'autres sociétés font le choix de les voiler complètement.

Au lieu de divorcer dès le premier accroc, les couples en difficulté peuvent surmonter l'épreuve si chacun se demande ce qu'il pourrait changer en lui pour que les choses s'améliorent... On ne peut changer l'autre, mais on peut se changer soi-même.

L'amour en ressort grandi, magnifique et s'invente chaque jour toujours plus fort.

Certains remèdes homéopathiques peuvent aider les couples en difficultés :

SYMPHYTUM, « fit l'homme saint », la CONSOUDE, est le remède à donner aux couples qui se séparent trop vite, surtout quand ils ont des enfants, pensant trouver le bonheur ailleurs alors qu'on n'a pas fait assez d'efforts pour trouver une entente.
Il faut une dose de sainteté, un pied dans l'amour universel pour trouver la ressource pour maintenir son couple vivant. Par ailleurs ce remède répare les fractures, les os brisés, entraîne une consolidation : or souvent une fracture survient « comme par hasard » lors d'un divorce !

MEDORRHINUM est un remède de fond pour les patients obsédés par la sexualité et qui ont la pulsion de changer de partenaire sans arrêt. Son remède complémentaire est SULFUR, le noyau de l'ego; sujets bons vivants, conviviaux, philosophes prêts à toutes les aventures si le plaisir est au rendez vous !

Ces deux remèdes sont particulièrement bien illustrés dans les films canadiens « le déclin de l'empire américain » et « les invasions barbares » où l'on voit des quadragénaires intellectuels, revenus de tous les plaisirs et mis en face du néant de la mort dans le chaos de la société.

Enfin dans adultère, il y a « taire ». De la tromperie naissent le secret, le silence, le mensonge. Celui qui ment « songe », il quitte en fait le réel. Alors que celui qui est franc « sait ». La franchise est la condition SINE QUA NON d'un accès correct à la confiance et à la connaissance.

Un enfant agité, hyperactif est renvoyé de tous les collèges : en plus il mord ses copains. Dans la famille on lui cache que le papa a été marié une première fois et qu'il a deux demi- frères dont on n'a jamais parlé. Il rêve de crocodiles (Croque, ou dit le !).
CROCCUS SATIVUS, le safran, est le remède qui pourra le calmer et redonner une direction à ce bateau ivre…

JESUS CHASSE LES MARCHANDS DU TEMPLE
MATTHIEU : 21,12

C'est ce qui va mettre le feu aux poudres ! A partir de là ses jours terrestres seront comptés.

En effet, le monde est entre les mains des forces de la matière, et cela n'a guère changé hélas depuis deux millénaires. L'argent commande tout. Or l'esprit doit dominer la matière. Dès que les hommes l'oublient, c'est la catastrophe annoncée…

Aujourd'hui, trop de décisions sont prises en fonction d'intérêts économiques qui nuisent en fait à l'intérêt général.

Que dire de la pollution par exemple qui menace directement toute vie terrestre. Pourtant certains ont cru bon de refuser de signer les accords de Kyoto sur la réduction des gaz à effet de serre pour maintenir leur standard de vie.

On a vu que sur les billets de banque américains on peut lire « in god we trust » : « nous avons confiance en Dieu ». L'argent fait partie du stade anal donc de la deuxième dimension de l'amour, du nous – nous, les uns – vous les autres – d'où l'apartheid, la haine…. le ghetto ! Il faut sortir de cette logique, nous n'avons pas besoin d'argent pour entrer dans le temple.

En médecine française, l'enfer a été créé dans les années quatre vingt dix quand le gouvernement a introduit dans la loi l'enveloppe globale des dépenses de santé : un tiers de la dépense représente la construction de bâtiments avec des entreprises cotées en bourse qui augmentent leur profit de 15% par an, un autre tiers par les dépenses pharmaceutiques qui sont dans le même cas.

Or l'enveloppe totale ne doit pas augmenter de plus de 2% comme l'inflation, donc mathématiquement, le dernier tiers, les dépenses des personnels de santé, diminue comme une peau de chagrin. Nous assistons depuis lors au spectacle navrant de tous ces jeunes étudiants de première année de médecine éliminés par un numérus clausus impitoyable. La pénurie ainsi créée est le prétexte pour une délocalisation médicale : nos hôpitaux embauchent des médecins diplômés hors CEE et bien entendu sous payés, et en ville de nombreux spécialistes disparaissent, dont les pédiatres…..l'argent de la sécurité sociale est en fait capté par l'industrie du médicament, du vaccin et celle du bâtiment.

Déjà quand il descend du Sinaï, Moïse est devant le spectacle affligeant des hébreux adorant le veau d'or. Depuis, tout ce qui est cher « vaut de l'or ».

Il va réduire le veau d'or en poudre et le donner à boire aux hébreux. Ce serait la première dilution homéopathique. Exode : 32, 20

Le remède est AURUM METALLICUM. Il convient à des gens autoritaires, casse- cou, fascinés par l'or qui symbolise le soleil, le Père. Comme le soleil, ils veulent devenir riches à tout prix pour pouvoir rayonner, distribuer les richesses à l'entourage. Pour y parvenir, ils vont devoir parfois voler, tricher, tuer et plus tard c'est le remord qui les attend et les accule à la dépression. On reconnaît ce remède à sa propension aux problèmes cardiaques parfois liés au STREPTOCOQUE HEMOLYTIQUE. Autrefois d'ailleurs les sels d'or étaient utilisés pour le rhumatisme articulaire aigu.

CALCAREA FLUORICA a peur de la pauvreté et s'entoure d'argent qu'il compte et recompte. C'est la fable du savetier et du financier.

Le financier, obsédé par l'argent perd le bonheur et envie le pauvre savetier qui chante toute la journée.
Il ne sert à rien d'accumuler les biens matériels si le cœur reste pauvre.

Pour nous soignants, se pose aussi la question des honoraires qui ne doivent pas être exorbitants réduisant notre accès à une élite fortunée. Le monde est un, tout un chacun y a sa place et peut nous apporter une expérience irremplaçable. Limiter notre aide aux gens riches nous ampute d'une grande part de la connaissance : VOX POPULI, VOX DEI.
Par contre l'acte gratuit n'existe pas, il en va de l'honneur des deux parties. Une rémunération même modeste est indispensable.

WALL STREET, la rue du mur, est la rue de la bourse new yorkaise qui donne le la, qui mène la danse du serpent monétaire international. Non loin de cet établissement, il y a une statue monumentale représentant un taureau...

A Jérusalem, il y a le mur des lamentations, mur de prière devant lequel on cherche l'Amour divin.
Il faut comprendre qu'au delà du mur, il y a l'Amour et l'amour détruira tous les murs que le nous érige pour enfermer les fortunes et les isoler des miséreux. L'amour rayonnera sans frontière et les guerres n'auront plus lieu. L'argent est le nerf de la guerre. L'amour partage.
N'ayons pas peur de vieillir, si nous sommes dans cette dimension – partage – l'âge part ! En partageant, on reste jeune, voilà le secret. Les seniors qui sont riches de l'expérience d'une vie ne doivent pas être mis à l'écart mais doivent enseigner aux plus jeunes, partager leurs connaissances...

MÊME TES CHEVEUX ONT ETE COMPTES !
LUC :12,7

Devant les épreuves de la vie, nous pouvons voir partir nos forces, tomber nos cheveux, pas de soucis, on retrouvera tout un jour et au centuple.

Les cheveux représentent la force, c'est l'histoire de Samson, qui perd ses forces quand on lui coupe les cheveux. Juges : 16 ,19.

PHOSPHORICUM ACIDUM perd ses cheveux à la suite d'un chagrin intense, perte de l'amour, perte d'un emploi, transplantation loin d'un lieu aimé. Une fatigue s'abat sur ces patients qui n'aspirent plus qu'à s'allonger et dormir.

Elodie est atteinte de pelade décalvante totale et aucun traitement ne lui a procuré la moindre amélioration : c'est une fille de 14 ans qui est assise en face de moi. Elle est fine, presque trop maigre, et semble fatiguée : « chaque fois que j'attaque une nouvelle journée, je calcule où et quand je vais pouvoir m'allonger pour me reposer un peu »…elle ne me dira rien du chagrin qui l'accable et lui pompe toute son énergie, il est trop profond, remonte sans doute à la vie intra-utérine ; j'imagine une mère trop jeune, un couple instable qui hésite : garder cet enfant non désiré, avorter ?
Après 6 mois de doses croissantes de PHOSPHORICUM ACIDUM (15ch à 10000k) tous ses cheveux vont réapparaître et quelques années plus tard elle reviendra me présenter son beau nourrisson !

SEPIA perd ses cheveux à la suite d'une grossesse qui l'a épuisée et du travail qui l'engloutit : elle n'arrive pas bien à se situer entre sa position de femme active et son nouveau statut de mère. Marquée par un important masque de grossesse elle est trop nerveuse, son bébé crie sans arrêt, elle ne supporte plus son mari : bref, rien ne va plus.

FLUORICUM ACIDUM gaspille ses forces dans des amours physiques, sans vouloir faire face à ses responsabilités. C'est un beau jeune homme un peu dégarni qui devient esclave d'EROS, obsessionnel de pornographie et qui change sans cesse de partenaire….

PHOSPHORUS convient à ceux qui se consument dans la passion.
Confucius nous dit : « dans la première partie de la vie, se méfier des excès de la sexualité, dans la deuxième partie de la vie se méfier des excès des passions, et dans la troisième partie de la vie se méfier de l'accumulation de biens matériels ».

C'est le moment de dire un mot de mon expérience du remède PHOSPHORUS. Beaucoup de patients m'ont rapporté que celui ci, tout en les guérissant sur le moment de problèmes physiques leur a permis d'accéder à des expériences mystiques qui les convainquirent de la réalité de « l'autre monde » que nous côtoyons sans le voir.

Un jeune chef d'entreprise, âgé de 33 ans, connaît une période d'intense fatigue : il met dans la création de sa petite structure une énergie excessive…puis un jour au réveil douleur dans la région rénale, urines troubles, sanguinolentes : c'est une néphrite.

Il prend alors trois granules de PHOSPHORUS 15 CH et aussitôt un phénomène incroyable survient : il a la sensation que l'énergie était à côté de lui et réintègre soudain son corps. Fatigue et maladie disparaissent en quelques jours tandis que des phénomènes mystiques se manifestent comme une fenêtre nouvelle qui s'ouvre sur un monde en couleurs : rien ne sera plus comme avant.

Dieu ne nous abandonne jamais, notre potentiel énergétique peut être restauré à tout moment, en particulier grâce à l'homéopathie, don d'énergie concentrée dans ces minuscules granules : la force est dans la faiblesse !

En fait, pour économiser son énergie, il faut savoir prendre du recul, garder ses distances par rapport aux événements et laisser aller... Toutes les épreuves qui nous arrivent peuvent être surmontées. Seul, avec l'aide de son prochain, ou avec l'aide de Dieu rencontré dans la prière. Eloigner le négatif, se fixer sur le positif : dans malheureux, il y a mal certes mais aussi heureux ! Comme nous l'avons vu, il faut laisser le mal pour bénéficier du côté heureux et ainsi l'expérience nous fera ressortir grandi de l'épreuve.

LES TRANSFERTS ENERGETIQUES

Jésus se promène dans la foule. Tout à coup, il sent une force qui s'échappe de lui. Il se retourne : qui m'a touché ? Une femme qui souffrait d'hémorragies depuis des années l'a approché par derrière, l'a touché et a été instantanément guérie. LUC : 8,46

Il s'agit d'un vampirisme énergétique typique du remède Abrotanum. Dès la naissance, bébé abrotanum pompe l'énergie des autres.

Un vendredi soir, une femme pénètre dans mon bureau. Elle me serre la main, la garde dans la sienne en me disant : « Ah je vois que vous avez encore de l'énergie docteur ! J'avais peur qu'un vendredi en fin de journée vous n'en ayez plus !». Dans l'instant je me sens épuisé, vidé des forces qui me restent.

Un autre jour, je me rends dans une clinique pour voir un nouveau né. Dans la salle de garde je tombe sur les sages femmes fatiguées : « ah, vous venez pour le dernier né : attention, il est épuisant, il a le cri qui tue !!! ».
 En effet, à l'examen clinique, il pousse un cri perçant qui vous pénètre et vous vide instantanément de toute énergie …son cordon ombilical ne cicatrise pas et saigne : il pleure la rupture avec la mère.

La médecine occidentale allopathique néglige complètement d'étudier l'énergie des patients, comment elle tourne, se répand dans le corps, se propage d'un individu à l'autre. Les médecines orientales décrivent des circuits énergétiques, des nœuds d'énergie : les chakras.

Au fur et à mesure que l'on progresse dans la vie, on va ouvrir les chakras supérieurs qui nous permettent d'accéder à des états de conscience de plus en plus fins.

Le Christ avait ouvert tous ses chakras et cela lui donnait un magnétisme tel qu'il pouvait réveiller un mort, tel Lazare qui sort de son tombeau... Mais au contact des foules, il finissait lui même par s'épuiser et devait se retirer à l'écart pour se recharger en priant et méditant.

De nombreuses techniques importées d'extrême orient nous enseignent l'art de cultiver son énergie ; citons le yoga, la méditation zen. En médecine, l'acupuncture et son dérivé, l'*auriculo-médecine, agissent directement sur les flux énergétiques. L'engouement pour l'homéopathie, l'ostéopathie, la chiropractie, les magnétiseurs s'explique par leur action certaine pour ré-harmoniser notre corps énergétique.

Chaque homme devrait être éduqué à connaître et équilibrer son niveau énergétique donnant ainsi moins de prises à la maladie physique et psychique.

NE VOUS INQUIETEZ PAS POUR DEMAIN !
MATTHIEU : 6,34

Demain s'inquiétera de lui même !

Certains vivent constamment tournés vers le passé, ressassant les occasions manquées, les amours déçus, les frustrations de l'échec. Les grandes joies sont remises au lendemain.

A l'opposé, d'autres sont en permanence torturés par le futur : comment va se passer demain ?

Ils anticipent toutes les catastrophes possibles à venir, se font du mauvais sang - parfois jusqu'à en attraper une leucémie - de la bile, jusqu'à souffrir d'ictère !

ARGENTUM NITRICUM par exemple sait que son jour, son temps, sont comptés. Il regarde constamment sa montre, il a peur de ne pouvoir terminer son programme qui est chargé. Un vague souvenir de l'époque où il n'était pas incarné le hante. Il était pur esprit, sans limite de temps et d'espace comme l'embryon pauci cellulaire, flottant indéfiniment dans la mer intérieure de l'utérus. Puis la naissance a été vécue comme la chute dans un espace temps limité, tel un homme dont le parachute ne s'est pas ouvert et se précipite vers une mort annoncée.

C'est lundi matin : au moment de partir pour mon cabinet médical la clinique d'obstétrique m'appelle en urgence pour un accouchement qui se passe mal. Je file réanimer ce petit bout de chou prématuré qui peine pour respirer : tout se passe bien Dieu merci, et c'est avec trois quart d'heure de retard que je rejoins ma consultation.

Une mère m'attend avec son enfant pour une visite de rentrée : examen clinique, certificat pour les activités sportives : la routine. Cette femme d'ordinaire sympathique me réserve un accueil plein de colère : « Vous avez vu l'heure, docteur. Pour qui vous prenez vous ? Comment pouvez vous disposer à votre guise du temps des autres ? ».

Comme je suis dans l'allégresse de ma réanimation réussie, je n'arrive pas à m'énerver. Je remarque alors qu'elle prend toujours le premier rendez vous de la journée afin de ne pas attendre. Je pose donc la question suivante « que pensez-vous du temps ? ». On est au cœur de son problème. Elle s'assied, change de ton et me confie en larmes qu'elle court toute la journée après maints objectifs minutés : par exemple après la consultation médicale elle se précipite au catéchisme, puis au judo…Argentum nitricum va la délivrer de cette frénésie.

MEDORRHINUM est obsédé par la jouissance sexuelle qui l'a entraîné vers un partenariat multiple. L'adultère, la jalousie ont compromis définitivement l'avenir, l'accès à la deuxième dimension de l'amour qui passe par le couple stable, la famille… on s'enlise dans le stade anal. La troisième dimension de l'amour est bien loin.

L'avenir apparaît donc sombre, peuplé du négatif. Il a des flashs de clairvoyance où apparaissent les catastrophes futures. Il faut les anticiper !

Et cela concerne même les autres : j'ai rêvé que tu avais un accident : prends garde à toi !

Comme dans Carmen : « toréador, prends garde : un œil noir te regarde » mais on a oublié la fin de la phrase : « et souviens toi que l'amour t'attend ! »

L'amour t'attend *ici et maintenant*.

A Kyoto, dans le dépouillement magique du temple zen, dans la lumière illuminant le jardin sec au lever du soleil, des hommes sont parvenus depuis des siècles à cet état de plénitude qu'ils ont gravé dans la pierre d'une modeste petite source d'eau vive :

JE SAIS – QUE JE SUIS – SATISFAIT.

Le CHRIST, il y a 2000 ans accède au « JE SUIS » dans lequel il y a JESUS – j'ai su, et I-DIEU- j'ai connu Dieu, l'Amour universel, l'Amour dans la plénitude de ses 3 dimensions.

Quelques siècles avant, Moïse avait déjà approché Dieu. « Les pieds de Dieu reposaient sur un tapis de saphir bleu comme l'Azur ! » Cela rappelle l'état de Boddhisattva chez les bouddhistes « où on voit une lumière bleue d'azur ». D'ailleurs, chez les Tibétains, le bouddha bleu lapis- lazuli (lapis signifie « pierre » et lazuli « azur ») est le bouddha de la médecine. Van Gogh n'a pas supporté cette lumière bleue d'azur du ciel de Provence crée par le mistral, le vent qui l'a rendu fou.... et c'est l'auto destruction de la LUESE, de l'Œdipe. C'est son frère qui s'appelle Théo, c'est à dire Dieu. Lui ne peut accéder au Paradis, un vol de corbeaux noirs envahit l'or des blés dans son dernier tableau : demain il va se suicider... Quelle est cette culpabilité qui te tue, Vincent ? Ignorais-tu que le pardon existe ?

Vivre dans le présent, c'est le secret : d'ailleurs le présent est le don. Vivre dans le présent, en saisir la saveur, la beauté, l'intemporalité. Le passé est passé, l'avenir deviendra passé.

Le présent est éternel.

« Regardez les oiseaux du ciel : ils ne sèment ni ne moissonnent, ils n'amassent rien dans des greniers, et votre Père céleste les nourrit. Ne valez vous pas beaucoup plus qu'eux ? » Matthieu 6,26.

L'avenir certes, c'est nous qui le forgeons : *à demain : à deux mains* ! Après la main droite, la force, la volonté et la main gauche, les sentiments, l'art.

Vivre le présent intensément, c'est le vivre avec les deux côtés du corps qui communiquent en harmonie : le côté gauche, un peu poète, un peu fou est constamment tempéré par le côté droit, raisonnable, cartésien.

La devise d'un président gabonais était : « ni à droite, ni à gauche, mais toujours de l'avant ».

Aujourd'hui = au jour d'ouï, le jour où nous avons entendu l'autre.

« Que celui qui a des oreilles pour entendre, entende » dit le Christ ! Marc : 4,9.

MON PERE, POURQUOI M'AS TU ABANDONNE ?
MARC : 15,34

Les dernières paroles du Christ sur la croix sont énigmatiques : pourquoi serait-il abandonné de Dieu alors qu'il sait qu'il sera au Paradis comme il l'a dit quelques instants avant au bon larron qui meurt avec lui sur une croix : « Ce soir, tu seras avec moi au Paradis ! »

C'est le cri de la chair : notre esprit s'en est revêtu et en a accepté les contraintes.

Pour l'homéopathe, cela correspond à la PSORE, notre faille profonde, résultant de la coupure du cordon ombilical, de cette rupture avec l'amour infini initial. Comme un nageur novice nous avons perdu la zone où l'on a pied, où la terre nous soutient. C'est le saut risqué vers l'inconnu. L'amour nous attend à l'arrivée, l'amour infini de Dieu après le trépas – les trois pas – la troisième dimension. Or la chair est faible, elle est de ce monde fini et se révolte.

« N'ayez pas peur » nous a dit Jean Paul II le jour de son élection. Il a bien compris le challenge qui nous est proposé. Son seul antidote est la foi. Nous sommes humains, la peur est notre démon. Même le Christ a revêtu cette tunique de peau et s'est soumis à la PSORE, affichant ainsi son humanité. Je suis, j'ai su que j'ai dieu en moi même, suivez moi je suis votre frère, je vous montre le chemin. Bouddha nous montre aussi le chemin, le Dharma, mais il ajoute que c'est à nous de le parcourir en éliminant la souffrance et l'attachement à la matière.
La souffrance est liée à la difficulté de quitter cette terre et ceux que l'on aime.

Au pied de la croix, il y a les trois Marie, les disciples. Toute cette scène se passe au Calvaire, le lieu du crâne.

Quand l'esprit quitte le cerveau il doit franchir nos trois méninges : la pie mère, la dure mère et l'arachnoïde.

La pie mère, la pieuse mère est Marie, la sainte vierge que Jésus confie à Jean « *Femme, voici ton fils !* » JEAN : 19, 26

La dure mère est celle qui ne nous a pas assez aimés. Toute la vie on est piégé par cette recherche de la mère aimante, et cela nous engloutit. Etait ce Marie, femme de Clopas, la sœur de sa mère ?

L'arachnoïde, l'araignée, est celle qui nous a trop aimés : elle a régné, elle a tissé sa toile autour de nous et il est difficile de s'en échapper. Serait-ce Marie Madeleine ?

Jésus aurait alors bénéficié du remède TARENTULA CUBENSIS, l'araignée noire de Cuba qui abrège les souffrances de l'agonie mieux que la morphine - la mort fine, mais soporifique - en permettant à l'homme de sortir de la toile des amours fusionnels sans altérer notre conscience car ce serait dommage de s'endormir à ce moment crucial de la vie !

Le Christ était-il donc PSORIQUE comme tout humain ?

On pourrait donc penser selon Hahnemann qu'il a souffert de la gale dans son enfance, car la PSORE serait liée à la gale, maladie que l'on contracte de peau à peau. Ne disait- on pas « Jésus de Galilée » : on peut entendre de gale il est ! ».

J'ai vécu au fond de la forêt africaine chez un peuple primitif – les Mitsogos – vivant comme il y a 5000 ans, sans le langage écrit. Là bas, tout le monde était dans la précarité : « que va-t-on manger demain ? » Et la nuit, dans la peur des dangers de la grande forêt tropicale où l'homme se sent si fragile au milieu des rugissements sauvages des panthères, soumis à la violence des tempêtes qui déversent des mètres cubes d'eau tiède dans la moiteur équatoriale, chacun se serre contre l'autre dans le seul et immense lit qui occupe la case de paillote et de terre séchée. Cette fragilité, cette proximité, ce grand lit primitif où l'homme s'accouple à droite ou à gauche pendant que des millions de parasites profitent du corps à corps pour en faire autant : voici la PSORE !

Par la suite, la PSORE va développer son action en créant les conditions propices aux diverses allergies, comme par exemple le rhume des foins, à des troubles du comportement alimentaire : anorexie, boulimie, pour les maladies cutanées, comme l'eczéma (on se sent ex- aimé) ou le Psoriasis (souvent en relation avec la peur que la mère meure).

Psorique, JESUS aurait revêtu ce manteau de peurs et comme nous, serait torturé par le démon du doute : est ce que je rêve, est ce que ce cauchemar va réellement bien se terminer, suis-je victime de l'illusion, de Maya comme disent les hindous. En mourant, suis-je destiné à disparaître dans le néant ? Et alors pourquoi cette souffrance, cette coupe acceptée : « mon père, que ta volonté soit faite ! ». Luc : 22,42.

Toutes ces angoisses correspondent au remède PSORINUM qui fait des merveilles pour traiter les patients frileux et allergiques qui mettent des heures à se déshabiller au cabinet médical car ils se recouvrent de multiples couches de vêtements !

J'ai voulu voir ce pays qu'on appelle la Galilée. Au milieu, il y a la mer de Galilée, un grand lac étonnamment rond d'un bleu azuréen, au fond d'une dépression – il est à moins 300 m par rapport au niveau de la mer. Dans cette contrée aride, c'est le miracle d'un immense oasis de verdure, de végétation luxuriante.

On a la vision d'un grand nombril, le nombril du monde avec la petite excroissance du mont des béatitudes, tout autour les monts escarpés du Golan et, au bord du lac CAPHARNAÜM, la ville où Jésus prêchait. On y a restauré les vestiges de la synagogue de l'époque. CAPHARNAÜM veut dire le foutoir en français, donc le désordre, l'entropie qui menace en permanence le monde de destruction. Ici les énergies fusent avec l'au-delà entre l'azur du lac et celui du ciel…

SULFUR, « le roi des antipsoriques » est le remède de ceux qui, centrés sur leur ego sombrent dans le désordre, le laisser aller.

Et là Jésus prêchait l'ordre absolu !

Au bord du lac, non loin de CAPHARNAÜM se dresse le mont des Béatitudes. Quand j'y suis allé, un prêtre y enseignait sous un arbre immense les messages du Christ – instant de béatitude - le présent se figea dans une paix absolue, c'était le soir, une lumière d'or éclairait la scène. Ai-je entrevu le bonheur une fois dans ma vie ? Oui, et même plusieurs fois et là c'en était un assurément.

En parcourant le monde, je me suis rendu compte que certains endroits étaient magiques.

La première fois que je m'en suis rendu compte c'était à Zagorsk, une ville sainte aux environs de Moscou. C'était l'hiver, le bulbe des églises orthodoxes était illuminé par un beau soleil qui dorait la neige. L'air était léger, limpide, puis ce fut le choc.

Nous pénétrons dans une église où de nombreux fidèles priaient dans les vapeurs d'encens et devant les dorures des icônes. Au centre une fontaine délivrait des filets d'une eau miraculeuse. C'était la Lourdes russe. J'ai senti très fort ce flux magnétique qui descendait du ciel et remontait de la terre comme l'échelle de Jacob. Ce fut une révélation. La terre, comme le corps humain, possède des points d'acupuncture où transitent des puissants flux énergétiques avec l'au- delà. Les mystiques savent les découvrir comme un sourcier trouve l'eau avec sa baguette, comme l'acupuncteur les points énergétiques avec ses doigts.

Le lac de Galilée était un de ces lieux, peut être le plus puissant – et ce phénomène culminait sur le mont des Béatitudes.

Notre terre y était reliée à l'au-delà par un cordon ombilical énergétique et ce ne pouvait qu'être là qu'enseignait le Christ !

On peut résumer le message à ces mots : « N'ayez pas peur de quitter le cordon et son amour fusionnel, dans la troisième dimension, vous ne serez plus jamais abandonnés ! ».

Toutes les béatitudes énoncées par le Christ sont au futur comme l'abbé Pierre nous le faisait remarquer, sauf deux :

« Heureux les esprits simples car ils sont dans le royaume de Dieu. » Matthieu : 5,1 à 12

Les esprits simples peuvent être les simples d'esprit, comme par exemple certains trisomiques qui rient sans arrêt, égayent l'entourage par leur humour, les comblent de leur serviabilité, les rassasient de leur amour sans fond.

Ce peuvent être aussi les esprits les plus évolués qui se sont sortis de la peur de l'échec, du labyrinthe de l'analyse, du piège de l'orgueil et accèdent à la lumière de la synthèse. Leurs écrits sans jargon ésotérique, sans emphase, sont d'une simplicité accessible à tous.

Sont aussi dans le royaume de Dieu, « ceux qui sont persécutés pour la justice. »

Ainsi le martyre, témoin de la vérité, torturé, qui ne parle pas. On a beau se déchaîner sur son pauvre corps, une puissante libération d'endorphine a détaché son âme de la chair meurtrie. Du haut du plafond de ces pièces minables où on sent la chair brûlée, la pourriture et le sang, il contemple avec compassion les hommes qui s'acharnent sur son corps. « Père, pardonne leur, car ils ne savent pas ce qu'ils font ! » Luc : 23,34

Il est dans la lumière d'un lieu où la souffrance n'existe plus comme car la foi a dilaté son cœur, son message est le relais de celui que Dieu adresse aux hommes : aimez vous les uns les autres comme je vous ai aimé ! Dans cette mission il a carte blanche : la lumière de la vérité. La peur de l'abandon c'est la faille humaine de la foi. Elle n'est que transitoire. Son essence est divine.

ARSENICUM SULFURATUM RUBRUM *est le remède qui convient à ceux qui vivent dans l'angoisse de la torture…*

Tenzin Choedrak, médecin du Dalaï Lama, va passer 20 ans dans les prisons et les camps de travaux forcés chinois où il soigne ses bourreaux avec compassion …

Le vécu d'abandon est total pour l'enfant qui n'a connu ni père ni mère : J.T.Kent nous raconte dans sa matière médicale qu'il s'occupait d'un orphelinat. « Beaucoup d'enfants mouraient jusqu'à ce que je découvre le remède MAGNESIA CARBONICA ».

MAGNESIA CARBONICA est indiqué chez l'enfant abandonné à la naissance par une mère qui ne se sent pas, où n'a hélas pas la possibilité de l'élever, souvent en l'absence d'un père qui soutient. La PSORE prend ici une ampleur remarquable, marquée par une agitation constante. L'enfant cherche un « tuteur de résilience » comme nous le dit si bien Boris Cyrulnik.

Vanessa, 6 ans, consulte pour une agitation qui nuit à sa scolarité. Dans mon cabinet elle touche à tout ce qui impose une vigilance constante, le regard devenant le cordon ombilical qui la relie à l'adulte. Elle a été adoptée au Viet Nam dans un orphelinat où elle souffrait de gale et de diarrhée. Tout s'arrange rapidement avec une dose de MAGNESIA CARBONICA 15 CH suivie d'une dose de PSORINUM 30 CH.

« L'ARBRE SE RECONNAÎT À SON FRUIT »
LUC : 6,44

L'aboutissement, la quintessence de l'arbre c'est son fruit. Il doit être beau, désirable, doux, sucré…..On reconnaît l'homme à sa création – son fruit – c'est notre part de divin. Pour la création dans la chair, on utilise la partie inférieure du corps et là, nous n'avons que la moitié de ce qui est requis pour créer : le sexe mâle ou femelle, masculin ou féminin. Il nous faudra donc un partenaire pour créer : il n'est pas bon que l'homme soit seul car il est stérile. En général ce partenaire est différent de nous car les contraires s'attirent.

Pour cette attraction on va sécréter des phéromones. Sous pilule, ce système s'enraye et la femme sécrète des phéromones attirant des individus trop semblables et le couple ne sera pas solide.

INDIUM METALLICUM est le remède de ceux qui sont incertains, au fond, de leur sexe réel. Par exemple c'est une fille qui se masculinise. Elle prend du poids, souffre d'hypertrichose, cache sa féminité. Les analyses sanguines révèlent un excès de testostérone – l'hormone mâle par excellence. Elle a un prénom mixte. En fait, c'est la première d'une fratrie de fille. Le père souhaitait un garçon, et pour se conformer à ce désir secret du père elle devient un garçon manqué !

IGNATIA, la fève de Saint Ignace, a une aversion pour les fruits: il ne voit qu'une dimension de l'Amour, et cet amour est déçu. C'est le cas de Justine qui n'a pas supporté le divorce de ses parents et qui tousse sans arrêt sans que les divers examens pratiqués ne montrent quoi que ce soit.

Elle se sent issue d'un amour qui n'existe plus. C'est une illusion : en fait elle est issue d'un Amour éternel qui ne s'éteindra jamais.

BARYTA CARBONICA possède un esprit ralenti et peine à comprendre les choses. A l'école le maximum de difficultés sont pour les mathématiques. Il ne mange pas de fruit or les fruits sont quintessence de l'arbre. Il ne peut accéder aux fruits de la connaissance et en conçoit de la honte. Sur le plan physique, il présente de volumineuses amygdales qui l'empêchent de respirer la nuit ce qui n'arrange rien.

Grâce à l'homéopathie il va acquérir un esprit plus vif. Ses amygdales vont régresser, améliorant l'oxygénation du cerveau, et il pourra enfin monter sur son âne comme le Christ pour entrer triomphalement dans la Jérusalem céleste.

L'homme est fait pour créer, pour parachever l'œuvre de Dieu, qui se repose le 7ème jour et nous demande de finir le travail.

Pour créer, il nous faut le stade oral, pouvoir nourrir son corps physiquement et psychiquement, une bonne nourriture terrestre, non polluée, goûteuse et variée, une bonne nourriture spirituelle. L'art, la beauté, l'harmonie. Que va devenir l'enfant nourri de conserves, de nourritures artificielles, gavé de films violents, pornographiques ? Qui sème le vent récolte la tempête ! Les grecs proposaient aux femmes enceintes des endroits privilégiés où elles vivaient dans le calme et l'harmonie pour avoir des enfants beaux, sains, équilibrés. L'homéopathe et le psychanalyste savent se pencher sur le passé pour corriger l'homme présent : qu'avez vous vécu, qu'est ce que vos pères ont vécu : « Les parents ont mangé le raisin vert, les enfants ont eu les dents agacées ! » Ezechiel : 18,2

Le stade Anal est ensuite incontournable, avec ses limites, la sécurité de la famille, du groupe. L'analyse des éléments disponibles… L'homéopathe y reconnaît la SYCOSE. Six causes d'échec !

Comme les six notes de musique dont le sol donne la clef : Six niveaux énergétiques qui ne sont pas suffisants. Le sol, le niveau du minéral. La solidité, rigidité, froideur. Le la, le végétal : respiration, sentiment. Le si, l'animal : mobilité, combativité, communication primaire. Le do, l'homme de base qui en a vite « plein le dos ». Le ré, l'homme qui se réveille et se pose la question des causes. Le mi, l'ami qui vous donne le coup de main pour avancer tel Simon de Cyrène qui aide le Christ à porter sa croix. Luc : 23,26

Le fa représente le 7ème niveau, c'est la facilité de la synthèse, le génie créatif d'un Mozart, d'un Michel Ange, la simplicité absolue du maître zen. C'est le 7ème jour qui nous relie à Dieu, au verbe, au sommet de la pyramide égyptienne, au lotus merveilleux qui illumine l'étang.

Il faudra traverser enfin la LUESE et sa pulsion destructrice. « C'est nul », il faut tout détruire pour recommencer. En homéopathie, le remède LUESINUM va nous aider pour une mise en place harmonieuse des tissus : la scoliose s'arrange, le travail orthodontiste s'accélère…

Il est un lieu où tout est bien et rien n'est mauvais. L'homme est appelé à vivre en ce lieu.

LAC CANINUM ne veut plus agir car il se sent nul et se dégoûte. Il écarte ses doigts qui ne peuvent plus être en contact les uns aux autres car il se répugne lui même.

C'est un grand remède d'enfant caractériel et soumis à l'échec scolaire. Quel bonheur quand le regard du père, du maître se pose sur l'enfant, plein d'admiration : « c'est super ce que tu as fait là ! » LAC CANINUM a eu un père castrateur, dévalorisant car lui-même n'arrivait pas à se sortir du complexe d'Oedipe et craignait d'être dépassé, tué par son fils…

IRIS VERSICOLOR ne transmet jamais rien d'autre que la critique : c'est bien mais tu aurais pu faire autrement…
Le fruit n'est jamais apprécié, l'arbre se sent maudit comme le figuier stérile que l'on condamne…
Matthieu : 21,19

Le fruit de la partie supérieure du corps produit par la bouche est le verbe : attention donc à notre verbe, il porte en nous l'étincelle divine et est notre fruit le plus achevé.

Le verbe écrit est encore plus fort : les paroles s'envolent, les écrits restent : les cris sont encore plus puissants.

CE QUI CONTAMINE L'HOMME
N'EST PAS CE QUI RENTRE PAR LA BOUCHE DE L'HOMME
MAIS CE QUI SORT DE LA BOUCHE DE L'HOMME !

Matthieu : 15,11

Certains vouent un culte excessif à leur nourriture. Certes, il est important de bien se nourrir, d'absorber de bons éléments, ce qui devient difficile dans une civilisation d'engrais chimiques, de pollutions, de manipulations génétiques. Cela devient une obsession quasi religieuse.

Par exemple, il n'y a pas de salut hormis la nourriture crue. Symboliquement c'est vrai : si on a cru, on est sauvé : c'est la porte étroite de la foi. Seule la foi sauve.

D'autres sont végétariens. Comment accéder à la troisième dimension de l'Amour en continuant à tuer les animaux qui sont doués d'une âme comme leur nom l'indique. *Animal -anima*, c'est l'âme en latin.

Le Christ qui a atteint la 3ème dimension de l'Amour est au-delà de tout cela. Ses contemporains les plus religieux mangent « casher » : lui s'invite chez les gens et mange ce qu'il y a. Dans le repas il voit d'abord la convivialité, du je on passe au nous, c'est l'heureux pas !

On le lui reproche. Sa réponse est sans ambiguïté : « Ce qui contamine l'homme n'est pas ce qui entre dans la bouche de l'homme, mais ce qui sort de la bouche de l'homme. » :

Le *Verbe, c'est* le fruit de notre intériorité comme nous l'avons vu plus haut. La parole peut bénir, et elle peut maudire et par la suite le verbe pourra parfois s'incarner comme on le voit dans notre précédent ouvrage : l'esprit du remède homéopathique « ce que le mal à dit ».

Enfin, la nourriture accède à la troisième dimension dans la cène où le vin devient le sang du christ, le pain sa chair : l'Oedipe franchi, on rejoint le stade oral pour boucler la boucle.

C'est le symbolisme suprême, l'aboutissement d'une longue marche de l'humanité qui a d'abord sacrifié des hommes puis des animaux. De cette violence on va passer à la non violence.

A partir de maintenant, plus de sang versé : le vin le remplace, nous entrons dans la dimension d'Amour universel.

CALCAREA SILICICA ne mange que de la nourriture bio et il refuse tout vaccin. Il pense qu'il ne risque rien car la bonne énergie de sa nourriture naturelle lui donne toutes les forces nécessaires pour survivre. Ces hommes sont tournés vers un passé paradisiaque où tout était beau, pur, naturel. Ils ne quittent pas leurs ancêtres auxquels ils parlent tous les jours et donnent à leurs enfants le prénom de l'être cher disparu.

Ont-ils réalisé que nous avons quitté le paradis et sommes sur la terre, certes moins belle, moins harmonieuse, mais dont les épreuves sont les barreaux de l'échelle qui nous permet de monter jusqu'au ciel ?

ARSENICUM ALBUM a peur d'être empoisonné et se méfie de toute nourriture qu'il trie avec obsession jusqu'à en devenir anorexique : en fait le poison est déjà à l'intérieur de lui : c'est celui de la peur de mourir car au fond il doute d'un au-delà bienveillant.

HYOSCYAMUS refuse de prendre le médicament qu'on lui propose. Plein de peurs, ce jaloux exhibitionniste pense qu'on lui veut du mal et que les remèdes proposés vont l'aggraver. Il se sauve nu dans la rue !

REINCARNATION, VIES PARALLELES

Un jour le christ se tourne vers ses disciples et leur demande :

« Les gens, qui disent- ils que je suis ? » Marc : 8,28

« Certains pensent que tu es la réincarnation d'Elie »

Jésus ne répond rien et interroge le disciple suivant. Il ne s'est pas offusqué comme certains le feraient si on évoquait devant eux l'idée de réincarnation. Un autre jour le christ déclare à ses disciples : Elie est déjà venu mais ils ne l'ont pas reconnu. Des disciples comprennent alors qu'il leur parle de Jean-Baptiste (Matthieu 17- 12).

Les juifs lui parlent aussi d'une femme qui perd son époux. Selon la coutume, elle épouse alors le frère de ce dernier. Puis celui-là meurt à son tour. Elle épouse un 3ème frère….et l'histoire se répète jusqu'au 7ème frère. On demande alors à Jésus : Quand elle meurt enfin, de qui est- elle l'épouse dans l'au-delà ? LUC : 20,33.

On peut imaginer qu'elle a un seul mari sur terre comme dans l'au-delà. Les sept maris qu'elle va connaître pourraient être en fait six vies parallèles. Le christ parle alors de la résurrection où les hommes seront alors comme des anges dans le ciel.

Le temps est une notion humaine, relative.

Dans l'idée de réincarnation, il y a l'idée de passages répétés sur la terre. Comme on l'a vu plus haut, les bouddhistes sont très attachés à ce thème. A chaque passage l'âme s'améliore ou régresse.

Si on a atteint la perfection, l'état de bodhisattva, on peut échapper aux cycles de réincarnation et donc vivre ailleurs que sur terre où se trame le désir qui conditionne la souffrance.

Le monde avait besoin de ce message pour suivre sa marche vers la perfection.

Il est logique de penser qu'une seule vie ne suffit pas à atteindre le degré de perfection et d'amour requis pour vivre dans le paradis.

Il nous faut lutter pour trouver l'Amour dans ses trois dimensions, c'est un chemin long et difficile, et comme nous l'avons vu, tout homme qui ne franchit pas l'Œdipe retombe dans la mer comme Icare …et renaît de la mère pour une nouvelle tentative !

Le Christ avait trouvé ces trois dimensions et irradiait
la vérité, l'amour, l'énergie.

Il nous dit de suivre son chemin. Si on s'y applique, ce sera certes notre dernière vie terrestre aussi vrai que nous la terminons dans la sainte trinité.

Pour en revenir aux vies parallèles, j'en ai eu l'intuition au jour où, attablé à un café dans une rue animée de Rio de Janeiro, je regardais passer les gens. Tout à coup je crus reconnaître des amis qui vivaient dans l'autre hémisphère. Tiens, un tel, mais que fait-il là ? Et il passait devant moi sans me reconnaître. De retour en France, passait un film : « Nocturne indien », je m'y rendis car l'Inde me fascine depuis toujours. Il s'agissait d'une histoire où un homme rencontrait sa vie parallèle ! Cette idée m'a servi parfois en pratique médicale.

Un jour j'avais une femme en pleurs dans mon bureau. Son fils de 12 ans était en liste d'attente pour une greffe de rein : « Dire qu'il faut qu'un enfant meure pour que le mien vive, je ne peux m'habituer à cette idée ! ».

Je lui explique alors ma théorie sur les vies parallèles. Le même être vit deux expériences en même temps. Elles conduisent à une impasse.

En mourant l'un donne à l'autre l'occasion de continuer sa vie terrestre pour y parfaire son initiation. La greffe prendra car ce sont les deux mêmes individus.

J'ai vu les larmes de cette femme se tarir : « vous m'avez redonné le moral docteur ! ».

Une autre fois, je reçois en consultation une femme qui accède à la ménopause : « Je suis plus âgée que mon mari me dit-elle et je sais bien que je ne satisfais plus ses désirs », me confie-t-elle les larmes aux yeux. J'essaye de la raisonner : « mais non vous êtes toujours jeune, belle, désirable ». Quelques jours plus tard, j'apprends qu'elle s'est tuée dans un accident de voiture, elle a raté un virage ! Trois mois plus tard, son mari m'amène ses deux enfants en consultation. Il est accompagné d'une jeune femme. Il me prend en aparté : « Je dois vous choquer, docteur, d'être avec cette jeune femme tout juste trois mois après le décès de ma femme. Vous savez combien je l'aimais, je ne me l'explique pas moi-même mais quand j'ai croisé cette femme ça a été le coup de foudre immédiat ! Je lui explique mon idée à propos des vies parallèles. Ses yeux s'éclairent : « Je vais vous faire une confidence docteur, il y a une chose incroyable. Le soir, quand ma nouvelle compagne s'est lavée les dents, elle range sa brosse à dents dans une certaine position dans le verre à dents de la salle de bain, et bien imaginez vous que ma femme faisait exactement de la sorte. ».

Personnellement, je pense que l'âme apparaît au niveau du règne animal, car nous l'avons vu, anima signifie l'âme en latin. Combien de vies animales avons nous dû vivre avant d'accéder à ce statut admirable d'homme ? La vie est une ascension, plus on monte plus on risque de tomber de haut.

L'orgueil nous suit jusqu'au bout et peut tout compromettre :

Imaginons un criminel qui vient de mourir. Il contemple son cadavre et voit le but, la lumière blanche, l'amour qui l'attend lui aussi. Mais aussitôt il est submergé par le désastre de toutes les souffrances qu'il a causées. C'est trop bête : il faut tout recommencer, des vies de vers de terre, de cloportes que l'on écrase du pied, de scorpions brûlant sous le soleil du désert, de serpents dévorés par des mangoustes....

Que sais-je ? On est reparti pour des millénaires de souffrances pour éponger les dettes. Tout n'est qu'action et réaction mais comme le dit le Christ, si on se tourne vers le créateur, on peut être pardonné 77 fois 7 fois.

« Va, mais ne pêche plus ! » Jean : 5,14.

Cherchons le Christ intérieur qui nous procurera ce sésame magique pour effacer l'ardoise. Tout est de nouveau possible avec la grâce de Dieu.

Dans une vieille église de montagne, un prêtre originaire d'Alsace terminait toujours son office par ces mots « Allez dans la grâce de dieu ». Au fond de l'église où ça sentait bon la vache, les paysans ricanaient car ils avaient entendu : « allez dans la crasse de Dieu !».

C'est tout à fait ce que SULFUR aime entendre lui qui renâcle à se laver, à se décrasser puisqu'il a la vérité en lui et se sent parfait tel quel.

Comme beaucoup de gens j'ai parfois eu des impressions de déjà vu, j'ai rencontré des inconnus qu'il me semblait avoir toujours connus.

Mon exercice médical a commencé en Afrique, dans une tribu perdue de la forêt gabonaise où je suis arrivé au bout de maintes péripéties.

Tout a commencé par un stage de médecine tropicale de deux mois à l'institut du Faro de Marseille. A l'issue de ce stage où nous sommes une quarantaine, on doit passer un examen classant et ensuite choisir nos affectations.

Tout le monde s'est accordé pour décider que le choix se ferait à l'amiable et qu'ainsi on éviterait l'examen. Pour ma part je choisis un poste en Mauritanie et me vois déjà parmi les hommes bleus du désert. Mais par la suite un collègue veut absolument ce poste et j'accepte de l'échanger pour Bamako au Mali.

Sur ces entrefaites, je rentre passer quelques jours dans ma famille et leur parle de ce choix. Mon père me dit alors « n'y va pas ! » « Et pourquoi ? » « Honni soit qui mal y pense ! » C'était comme cela qu'il fonctionnait : de la cabale phonétique pure ! En fait il me clame la devise des rois d'Angleterre, mot français datant de l'époque de Guillaume le Conquérant.

Le jour du choix arrive. C'est alors qu'un jeune médecin se lève, disant qu'il n'est pas d'accord : il n'était pas présent quand tout le monde s'est entendu pour les différents postes proposés. On lui a laissé le poste de médecin chef à Mimongo, dans le sud du Gabon, en pleine forêt équatoriale, et pour lequel il n'y a aucun rapport décrivant l'état des lieux…Or sa femme est épileptique et il lui faut impérativement résider dans une capitale dotée de moyens médicaux modernes.

Personne ne veut lui donner son poste, le temps passe, et le général qui nous dirige va décréter le début de l'examen quand, pensant au mot de mon père je me décide pour ce saut dans l'inconnu et accepte cette permutation.

Je me lève sous les ovations et prends mon billet pour cette sous préfecture reculée de « l'enfer vert » où sévissent tous les miasmes tropicaux…

Quelques jours plus tard me voilà à Libreville. Le général qui me reçoit m'explique qu'il a envoyé une mission de reconnaissance à Mimongo. Ce poste manque de tout : pas de véhicule, pas d'électricité, pas de médicaments.

Il me conseille donc de rester dans la capitale gabonaise comme interne et de résider dans l'hôtel du Roi Denis, sur la fameuse plage de cocotiers frissonnant à la brise du large.

Suit une période de trois mois passée entre ce paradis du bord de mer et l'enfer de l'hôpital qui est le lieu de toutes les détresses. Ceci dit cette expérience hospitalière a un côté formateur inestimable et j'en ai bien besoin même si je suis nostalgique d'une aventure en pleine brousse !

Soudain tous les obstacles se lèvent en quelques jours :
Un soir, alors que je suis de garde à l'hôpital je vois un jeune africain porteur d'une grosse valise monter au troisième étage du bâtiment de médecine pour y être hospitalisé. Je lui propose de lui porter sa valise. On sympathise. Je lui raconte que normalement je devrais être à Mimongo. « Mimongo, mais c'est mon village ! Je suis le neveu de Muy Butsit, ministre de l'énergie, allez le voir de ma part demain ».

Le lendemain, me voilà dans le bureau du ministre qui me signe des chèques pour une Toyota 4X4, un budget médicament pour un an, du matériel radio et, quelques jours plus tard, après avoir recruté un mécanicien et un électricien, c'est le départ pour le pays des Mitsogos.

Un ami ethnologue me confie alors que son rêve est d'assister à une cérémonie secrète des Mitsogos : le Bwiti ce qu'il n'a pu réaliser depuis quatre ans.

Quelle n'est pas ma surprise en arrivant à Mimongo : mes infirmiers ont organisé un Bwiti en mon honneur !

Comme je reste en spectateur à la périphérie du temple, on vient me prendre par la main pour me conduire au milieu du cercle des anciens et ils bénissent mes mains « pour que je n'ai pas d'ennuis en médecine ». « Vous êtes des nôtres, on vous attendait, vous revenez parmi nous puis vous repartirez : votre nom est *N'ganga Missoko* (celui qui soigne tout le monde) ».

Plusieurs années plus tard, je m'installe à Fréjus. Un laboratoire homéopathique (laboratoire homéopathique de France) m'offre pour cadeau d'installation le livre du docteur Charge : « Traité des organes de la respiration », Alexandre Charge vivait à St Raphaël aux alentours de 1870.

Il soignait la tuberculose surtout, avec des confrères rassemblés dans une école locale qui attirait les patients de toute l'Europe. Il travaillait et vivait dans une grande villa, la villa Sainte Dominique. Cette maison existe toujours à Valescure – nom qui évoque « le val qui guérit » –

J'habite à 300 mètres à vol d'oiseau de cette villa et, en 1986, lorsque nous avons débuté les cours d'homéopathie à la faculté de médecine de Marseille, on m'a nommé « chargé d'enseignement clinique ».

LAISSEZ VENIR A MOI LES PETITS ENFANTS
Luc : 18,16, Matthieu : 20,14

L'enfance, surtout dans les 7 premières années, est un moment où le psychisme est à découvert, on joue franc jeu. Y passent les trois stades du développement freudien, stade Oral, Anal, Oedipien.

Chez l'adulte des couches opaques recouvrent notre réalité intérieure : elles restent dans l'inconscient mais nous manipulent en sous main. Un grand travail analytique est nécessaire pour exhumer ces réussites et ces échecs face à nos animaux intérieurs....à moins de savoir lire dans les maux physiques ce que le mal a dit ! Ou alors ,de voir nos propres enfants exprimer nos difficultés si tant est que « tel père tel fils ». En effet si les parents sont la fusée qui nous met en orbite, les enfants sont les satellites qui sont au même niveau au départ, avant de prendre leur propre trajectoire. Souvent le premier enfant est porteur de l'histoire familiale du côté du père, le deuxième celle du côté maternel.

Un enfant manifeste réellement sa jalousie : il tire en douce les cheveux de sa petite sœur de 3 mois, devient le petit canard noir que tout le monde abhorre et qui finit avec des fessées ce qui lui prouve qu'on l'aime tout de même car « qui aime bien châtie bien »...C'est l'enfer du stade anal, du sadomasochisme comme Staphy-Sagria qui cherche la fessée et qui, pour pousser à bout ses parents, les réveille chaque nuit pendant des mois...

Un autre est trop gourmand et se gave jusqu'à l'obésité de toutes les sucreries qui lui tombent sous la main.....Sa seule inquiétude : « qu'est ce qu'on va manger, quand est ce que l'on va manger ? ».

113

Il s'agit d'ANTIMONIUM CRUDUM, une substance qui à dose massive avait intoxiqué un couvent et tué des moines. L'antimoine tue le moi-né !

Il ne peut plus s'individualiser, retombe dans le stade oral et sa fusion. ANTIMONIUM CRUDUM ne supporte pas les bains froids et se déstabilise lors de la pleine lune qui symbolise la mère et son magnétisme.

Une maman me présente son enfant de dix ans qui souffre de bronchites chroniques comme l'atteste un volumineux dossier médical. Je lui demande : « selon vous, pourquoi votre fils est il constamment malade ? ». « Quand il est né, la sage femme me l'a pris. Elle a été le baigner dans la pièce à côté, et il s'est mis à crier : J'ai senti que l'eau était trop froide. Il s'est enrhumé, et depuis il n'a jamais été en bonne santé ! ».

« Vous avez raison madame, on va lui donner le remède des suites de bain froid : ANTIMONIUM CRUDUM ! » Par la suite il n'a plus souffert de bronchites.

Le Christ, tel un grand psychanalyste, nous demande d'exhumer notre enfant intérieur, de nous découvrir de nos vieilles peaux pour montrer notre identité, telle qu'elle est en réalité.

C'est parfois très dur de faire face à la réalité. Beaucoup d'entre nous refusent de la voir, la contournent, l'éludent. Un jour c'est la maladie. Le médecin annonce le diagnostic, on est découvert brutalement.

Il y a un temps pour le refus, un temps pour l'acceptation et un temps pour la transformation.

Au niveau symbolique du corps humain, l'enfance c'est le pied, mot dont la racine *podos* en latin a donné pédiatrie. D'après la loi de *HERING, les maladies évoluent dans l'amélioration en migrant de l'intérieur du corps vers l'extérieur, du haut vers le bas, et par le retour d'anciens symptômes. Les symptômes du pied sont les plus primitifs.

Le pied est relié au reste du corps par des circuits énergétiques sur lesquels agissent les praticiens de réflexologie plantaire. Tout le corps s'y projette. Le gros orteil c'est le sinus frontal, celui du troisième œil, de l'ouverture à la spiritualité. Le pharaon est toujours représenté avec le gros orteil qui touche seul le sol. Les pieds sont symboliquement présents à l'étage moyen du corps dans les deux reins, germes primitifs garant de l'énergie ancestrale – avoir les reins solides. Au niveau de la face, ce sont les oreilles qui nous autorisent l'ouïe, le oui. Il faut d'abord se taire, écouter l'autre.

Taisez-vous ! Le médecin est Thésée, prêt à entrer dans le labyrinthe de l'âme humaine pour y affronter l'animal intérieur, le Minotaure – minos signifiant l'enfant, taure – les tords de l'enfance ! –

Nous devenons adulte le jour où nous avons pris les choses en main nous mêmes pour animer notre vie avec ses forces, ses faiblesses, ses joies, ses victoires, ses échecs. Avant c'est l'enfance, on n'est pas responsable : « l'erreur est humaine ».

L'enfant, plein d'énergie, réagit à l'homéopathie de façon incroyable. Seuls ceux qui n'ont pas voulu l'essayer ne reconnaissent pas cette réussite.

Tous les enfants devraient être d'abord traités par cette médecine qui les ferait avancer dans la vie comme le petit Poucet avec ses bottes de 7 lieues.

Notre ignorance, nos préjugés, notre entêtement, notre matérialisme, expliquent que l'homéopathe pédiatre soit devenu si rare à l'heure actuelle.

Demain ce sera différent je l'espère.

APOCALYPSE NOW !

Apocalypse, en grec, signifie dé-couvrement : ce qui est caché va devenir visible.

Saint Jean, vieillissant sur l'île grecque de Patmos, a eu des visions qu'il relate dans le livre de l'apocalypse, dernier livre du nouveau testament.

Ce texte est mystérieux, symbolique, allégorique.

De tout temps des hommes ont annoncé l'apocalypse surtout lors des grandes dates anniversaires de l'humanité comme le passage du millénaire. On a retenu de l'apocalypse surtout les images effrayantes de destructions, de châtiments, de morts innombrables…

Mais on en a perdu de vue le côté positif : le dé-couvrement, l'accès à la connaissance, à la vérité. Tout ce qui était caché devient connu.

Depuis quelques décennies, un phénomène nouveau est apparu, surtout depuis l'invention de la bombe atomique : il devient possible à l'homme de mettre en danger son lieu de vie, la terre, et un équilibre de la terreur s'est instauré après la dernière guerre mondiale sur cette crainte.

Récemment, depuis la chute du mur de Berlin, le danger d'affrontement est-ouest communisme - capitalisme, a disparu mais pour faire place rapidement au danger du terrorisme international sur fond d'intégrisme religieux de tous bords.

L'homéopathe y reconnaît le troisième miasme, la LUESE avec sa pulsion de destruction semblable à la syphilis qui ronge, détruit les tissus.

Nous avons vu que cela correspond au passage œdipien, indispensable pour accéder à l'âge adulte.

L'apocalypse pourrait donc être comprise comme l'adolescence de l'humanité avec toutes les épreuves nécessaires pour qu'elle sorte de son cocon enfantin et accède au stade adulte responsable.

Le monde, tel le corps humain, vit maintenant dans une seule unité. Chacun devrait y avoir sa place, sa tâche, sa part de création. Pour le moment, une partie du monde vit hélas exclue de la richesse, comme abandonnée dans la PSORE. Une autre partie vit dans un matérialisme insensé qui, par la pollution, menace la survie de la planète, c'est le stade anal, la SYCOSE. Enfin, certains franchissent l'œdipe, sont dans la pulsion de tuer et n'y ont pas encore renoncé. C'est la LUESE.

Le texte de l'apocalypse de Jean commence par ces paroles « Une étoile tombe sur la terre, son nom l'absinthe. Elle pollue les rivières et les montagnes. » Apocalypse : 8,11

Un jour, en lisant le livre de Tania Popova : « les marronniers de Kiev » (Boiron éd.), je découvre la signification de l'absinthe. Cette Ukrainienne, en parlant d'un plan d'absinthe que fait pousser une amie lui dit : « Oh quel beau Tchernobyl tu as là !»
Tchernobyl en ukrainien signifie l'absinthe.

L'explosion de la centrale atomique de Tchernobyl en mai 1986 pourrait être le début de l'apocalypse, polluant les rivières et les montagnes.

Dans Absinthe, il y a Ab-sainte, en dehors de la sainteté. C'est le signifiant profond : Vivons dans la sainteté, l'heure est venue.

Tchernobyl a répandu de l'iode radioactif, et depuis de nombreuses personnes souffrent de problèmes thyroïdiens. L'iode est la première lettre du nom de Dieu. En hébreux « Iod –He-Vav-He ».

La thyroïde est la glande qui a permis à nos ancêtres poissons de vivre hors de l'eau. En effet, dans le milieu aquatique, le poisson est lentement thermo régulé par le volant thermique de cet élément. L'iode et les hormones thyroïdiennes ont permis au poisson de s'adapter aux grandes variations de températures du milieu terrestre.

En sortant du milieu aquatique, on échappe symboliquement à l'amour initial fusionnel et égoïste. IODUM est de ce fait un remède homéopathique pour accéder à la conscience de Dieu.

D'ailleurs ce composé brûle avec une lumière violette. Le violet – couleur très présente dans les rosaces de nos cathédrales- est là pour pénétrer notre conscience afin d'ouvrir le troisième œil, l'œil de la spiritualité, dans la partie sus diaphragmatique du corps.

Une mère de famille me raconta qu'à l'âge de dix ans elle avait été violée par son oncle : « Pendant qu'il abusait de moi, j'ai décidé que DIEU n'existait pas ! ». Elle souffrait d'un dérèglement thyroïdien qui se régula avec des doses du remède IODUM.

La génération qui aura vu le début de l'apocalypse en verra-t- elle la fin ? Si l'on compte 25 à 30 ans pour une génération, l'apocalypse se terminerait vers 2011–2016. Cela cadre avec le calendrier Maya qui s'arrête soudainement en décembre 2012. La nature est en résonance avec l'humain.

En ce moment les humains se déchaînent : guerres, massacres, attentats, et la nature suit : tremblements de terre, inondations, tsunamis.

Les assureurs sont au bord du gouffre, et les médias ont de quoi s'occuper à décrier tous ces fléaux au jour le jour, ce qui leur épargne d'aborder les vraies questions politiquement incorrectes pour nos « maîtres » en matérialisme et esclavagisme de toute sorte.

L'homme avance à coup de carottes ou à coup de bâtons, comme l'âne. Souhaitons qu'il écoute plus souvent la carotte et qu'il reçoive moins de coups de bâtons. Des réformes en profondeur sont à faire dans tous les domaines pour sauver une planète en danger global.

La première chose est d'établir un ordre moral fait de droits et de devoirs pour tout citoyen du monde. Il ne pourrait qu'être le résultat d'un consensus de toutes les religions, le parlement mondial des religions dont j'ai parlé plus haut où les athées auraient leur voix bien sûr démocratiquement. Cet ordre moral devra être perceptible dans l'éducation dès les premières années, en même temps que l'acquisition de plusieurs langues étrangères. En médecine, toutes les bonnes méthodes seront utilisées : outre l'allopathie, chère et destinée aux situations extrêmes, il faudra réhabiliter l'herboristerie, l'homéopathie, l'acupuncture, les massages, l'ostéopathie et bien sûr mettre en avant la psychanalyse et ses dérivés. Dans tous les cas n'oublions pas la possibilité de la prière qui nous branche sur un au-delà bienveillant et dont les effets sont souvent bénéfiques.

Suis-je pessimiste pour demain ? Toutes ces réformes seront difficiles et la pulsion de destruction sera dure à combattre. Par contre je suis résolument optimiste pour l'après demain qui attend une nouvelle humanité, adulte, créatrice, aimante. Elle sera capable de vaincre les fléaux luétiques comme le sida. Peut être pourrait on trouver un remède homéopathique de fond pour cette maladie où les lymphocytes se suicident au contact du virus ?

La maladie d'Alzheimer éteint les hommes dans la folie. Elle me fait penser à la parabole des vierges sages qui veillent, restent les yeux ouverts, ne cèdent pas à l'Œdipe et prient, accèdent au sacré, au spirituel ; et des vierges folles, qui s'endorment, ferment les yeux, plongent dans l'Œdipe, la LUESE et ne sont pas prêtes pour participer au banquet final avec le maître qui revient : Dieu.

C'est le moment de se réveiller, comme le disent les Témoins de Jéhovah. Chaque religion a sa part de vérité et ses côtés plus obscurs bien sûr. Ici il faut reconnaître qu'ils alertèrent le monde sur les dangers du sang humain bien avant que l'on découvre les maladies à Prions. Bien entendu il me parait évident qu'on ne peut pas renoncer pour l'instant aux transfusions sanguines ni aux dérivés sanguins qui peuvent parfois sauver des vies, mais à l'heure actuelle on en connaît les dangers et tout est fait pour les limiter.

Notre monde de consommateurs est trop fort pour détourner notre attention des choses importantes et nous occuper l'esprit avec toutes sortes de besoins et de distractions factices. Pendant ce temps la vie passe et la vieillesse survient. Sera t'elle un naufrage comme le disent certains, où un tremplin vers l'infini ?

Il est temps de retrousser nos manches et de prendre le taureau par les cornes…Les vagues de solidarités mondiales seront plus fortes que les tsunamis qui engloutissent les foules et les hommes sauront s'unir, se prendre par la main, s'aimer dans les trois dimensions pour sauver leur petite planète bleue et la rendre enfin paradisiaque.

SYMBOLIQUE DE LA POLLUTION

Depuis quelques années un fléau qui pourrait à terme menacer la survie même de l'espèce humaine est mis à jour dans toute son ampleur : la pollution. Il jette un grand froid sur le triomphalisme de notre civilisation qui semblait jusqu'alors ne nous offrir que des progrès sans limites dans tous les domaines, et cela dans tous les systèmes politiques, que ce soit chez les communistes où l'usine crachant des volutes de fumées épaisses était le symbole de la réussite, et chez les capitalistes qui roulaient, cigare au bec, dans d'énormes voitures dévoreuses de pétrole.

Depuis les années quatre vingt on a commencé à décrire l'état désastreux de la planète. En 1986 on a vu l'explosion de la centrale nucléaire de Tchernobyl qui a contaminé des pays entiers par l'iode radioactif ce qui a fortement marqué les esprits. Il s'y ajoute la pollution de l'atmosphère à l'oxyde de carbone révélée ces dernières années, avec le réchauffement rapide de l'atmosphère qui en découle.

La question qui se pose alors est celle ci : quel sens dégager derrière tout cela ?

A propos de quelques unes de nos grandes pollutions je vais donc essayer de dégager des signifiants utiles pour notre civilisation. Je prendrai appui sur les connaissances que nous ont apportées des années d'études et d'observations sur l'esprit du remède homéopathique, c'est-à-dire quelle question se pose dans le cerveau de l'homme qui réagit à tel ou tel remède homéopathique ?

L'homme est soumis à un inconscient qui comporte trois niveaux : l'inconscient personnel qui présente des problèmes propres à chaque individu et qui appelle à une individualisation stricte ; l'inconscient collectif familial et ses « histoires de famille » très utiles à repérer pour soigner les enfants ; et enfin l'inconscient collectif général où se situent les problèmes profonds de la civilisation. Il explique l'exception des épidémies où il y aura le même remède pour tout un groupe d'individus : c'est à ce niveau que se place l'emprise de la pollution.

On sait par des expériences répétées que des souris soumises à une intoxication prolongée par l'arsenic vont excréter leur arsenic dans les urines si on leur donne un traitement par ARSENICUM ALBUM en dilutions homéopathiques. Ce principe sera donc de mise pour dépolluer les patients.

Si on connaît « l'esprit » du remède utilisé, on pourra alors comprendre quel est le sens de l'épreuve subie par l'homme qui est en proie à une pollution chronique par une substance X.

Par exemple pour l'arsenic, comme on l'a vu plus haut, le sens qui se dégage est l'inquiétude : y a-t-il quelque chose après la mort ?

La pollution à l'oxyde de carbone.

Depuis trois siècles l'homme a rejeté une quantité énorme d'oxyde de carbone dans notre atmosphère avec le charbon d'abord puis le pétrole. Il en résulte un effet de serre qui augmente rapidement la température terrestre et pose à terme la question de la survie de l'humanité... Nous respirons de plus en plus d'oxyde de carbone.

Cela évoque le remède homéopathique CARBO VEGETALIS : du charbon végétal qui n'a pas brûlé entièrement par manque d'oxygène.

C'est un remède de « manque de réaction » qu'il ne faudra donc pas hésiter à donner en début de cure homéopathique (par exemple 1 dose en 30CH) sinon le patient pourra ne pas réagir à nos remèdes, et cela surtout s'il a déjà vécu des situations d'asphyxie (intoxication au monoxyde de carbone, détresse respiratoire néonatale, asthme sévère, coqueluche, tabagisme…) et s'il présente des symptômes évocateurs : peau marbrée, désir d'être éventé, gaz intestinaux abondants.

L'esprit du remède CARBO VEGETALIS est « il y a un pas à franchir » d'où par exemple la dernière cigarette du condamné à mort : en fumant on inhale des petites quantités de charbon végétal.

Notre société a un sacré pas à franchir, elle concerne l'accès à la troisième dimension de l'amour et pour y arriver il lui faut combattre tous nos égoïsmes. Aucune civilisation n'a jusqu'alors réussi à franchir ce pas, les forces de l'EGO étant trop fortes, et elles se sont auto détruites !

Nous nous détruisons aussi notre biotope donc nous serons obligés, dans les années qui viennent, de trouver la solution sous peine d'extinction de l'espèce humaine.

Heureusement, nous avons CARBO VEGETALIS pour nous aider à franchir ce pas.

La pollution au plomb.

Avec les carburants au plomb, les canalisations au plomb, les peintures au plomb …nous avons répandu dans la nature beaucoup de plomb dont on mesure les conséquences en médecine, en particulier sur le développement neurologique de certains enfants. En homéopathie nous avons le remède PLUMBUM METALLICUM dont l'esprit est « je ne supporte plus les contraintes ».

Or plus le monde se peuple et se complexifie, plus il y a de contraintes ! Nos contemporains refusent de plus en plus les liens du mariage, restent en union libre, divorcent pour un oui ou pour un non, ont un mal fou à attacher leur ceinture de sécurité. A l'école l'enfant justiciable du remède ne respecte pas les consignes, s'agite et perturbe les autres, ou s'échappe, fait l'école buissonnière. « Il lui faudrait du plomb dans la cervelle ! »

Lors de la pathogénèse de PLUMBUM, un des expérimentateurs que l'on avait attaché hurlait « détachez moi, je sens que je deviens fou !!! »
PLUMBUM METALLICUM est là pour nous faire grandir dans l'acceptation des contraintes.

Pollution aux nitrates.

Sous produits de l'élevage et de l'agriculture, les nitrates ont pollué presque toutes nos rivières.

En homéopathie, nous avons les dérivés nitrés dont surtout le remède ARGENTUM NITRICUM remède de l'homme pressé, speedé de nos mégapoles, comme nous l'avons vu plus haut. Il a toujours peur d'être en retard, de ne pas avoir le temps de tout faire. Il souffre souvent de conjonctivites allergiques, de maux d'estomac, voir même parfois de rectocolite hémorragique.

Il y a aussi KALIUM NITRICUM, adolescent qui veut « s'éclater » comme le nitrate de potassium, explosif puissant, et est trahi par son eczéma du nombril. Il souffre d'asthme, de polyposie nasale, il ne supporte pas le veau (le veau représente l'enfance soumise qu'il rejette).

Et puis n'oublions pas NITRICUM ACIDUM, remède très fréquemment prescrit et qui correspond à des gens rigides, constipés, souffrant de fissures anales : ils veulent l'amour sans faille et sans fissures mais refusent de pardonner, donc ne peuvent jamais sortir des conflits, et restent au stade anal : DURA LEX SED LEX !

Pollution au soufre.

Toutes nos combustions dégagent du soufre dans l'atmosphère, et l'index soufré quantifie la pollution des villes l'hiver …en homéopathie nous avons le grand remède SULFUR qui correspond au noyau de l'ego :
« Je n'ai besoin de personne en Harley Davidson ! ».
C'est une illusion : il n'est pas bon que l'homme soit seul.
SULFURICUM ACIDUM correspond au thème de l'accident : il faut accepter les épreuves de la providence…
Ces patients se présentent comme des SULFUR pressés, maladroits, enclins aux aphtes, qui vont répéter les accidents.
CARBONEUM SULFURATUM est un bon remède de pollution par le fuel et guérit le reflux œsophagien et l'asthme chez les patients qui vivent à coté des grands carrefours où dans les grandes villes au trafic saturé et peuplé des plus gros véhicules 4x4 que le monde produit.

Pollution aux dérivés du pétrole.

Depuis un siècle on vit sur le pétrole et ses dérivés et cette huile noire nous a tous contaminés.
Heureusement nous avons le remède PETROLEUM qui correspond à des gens qui, comme nous le dit Gallavardin, un homéopathe du siècle dernier, ne croient en rien, et en particulier pas à l'homéopathie.
Il faut y penser pour les éternels sceptiques qui se gavent d'antibiotiques.

Le fait de ne croire en rien les poussent à vivre sans penser au futur, à gaspiller sans vergogne, à vouloir accumuler les profits à court terme et « au noir » si possible dans des paradis fiscaux qui mettent en péril l'économie mondiale…

Ils peuvent souffrir d'eczéma avec crevasses qui s'aggravent l'hiver, d'amaigrissement à la suite de chagrins, de mal des transports.

Pollution à l'aluminium.

Souvent utilisé en menuiserie pour ses propriétés hydrofuge, l'aluminium est aussi présent dans la plupart de nos vaccins et comme ceux ci se multiplient on l'accumule de plus en plus.

Certains soupçonnent l'aluminium d'avoir un rôle dans la prédisposition à l'Alzheimer.

Heureusement l'homéopathe peut lui opposer le remède ALUMINA : ce sont des patients constipés, secs, qui ne rient jamais, qui prennent sans arrêt des décharges d'électricité statique quand ils touchent des objets, surtout en cas de mistral.

A-LUMEN « sans la lumière » : Ils se nourrissent de conserves, de produits industriels tout prêts mais pauvres en énergie.

Grâce au remède homéopathique ils pourront retrouver le goût du naturel, d'une alimentation saine et équilibrée.

Pollution aux dérivés fluorés.

On met du Fluor dans l'eau, le sel, on en donne aux nourrissons. L'objectif est d'avoir des dents solides sans caries. Hélas, selon l'endroit où l'on vit, le sol, donc les eaux, sont déjà chargées en fluor, d'où un excès préjudiciable : c'est le cas des Maures et de L'Esterel, du

Massif central. Le volcanisme primaire est constitué de roches riches en fluor et les médecins ont une formation très pauvre dans trois disciplines fondamentales : l'écologie, l'économie, la psychologie.

Dans la région de Fréjus-Saint-Raphaël, on prescrit ardemment fluor et vitamine, alors que l'eau en est riche et que l'on est dans une des régions les plus ensoleillées du monde...

L'homéopathie propose alors CALCAREA FLUORICA qui sied bien à des patients avares, près de leurs sous. Leurs enfants ont des dents solides, mais tachées par l'excès fluoré et au développement anarchique. Quand on leur demande ce qu'ils veulent faire plus tard, ils répondent qu'ils n'en savent rien mais veulent gagner beaucoup d'argent : ils deviennent banquiers, experts comptables, traders en bourse...Des requins de la finance.

La relation entre l'argent et les dents apparaît vers l'âge de six ans quand on perd nos dents de lait et que la petite souris nous apporte en échange des sous !

FUORICUM ACIDUM c'est l'amour sans la responsabilité : on est centré sur Eros, mais pas question de fonder une famille, d'avoir des enfants : c'est le célibataire des mégapoles qui gagne un bon salaire et « prend son pied » mais reste un éternel adolescent.

Un petit symptôme typique : leur ongles poussent trop vite- c'est pour mieux te griffer mon enfant !

Pollution aux prions.

Dans les années quatre vingt on a abusé des produits dérivés du sang, d'hormones hypophysaires ou placentaires que l'on a administré à l'homme ou à l'animal sans savoir qu'ils pourraient véhiculer de dangereux prions, responsables de la maladie de Creutzfeldt Jakob. Les vaches ont été contaminées par des prions qui étaient proches de leur propre prion et qui ont donné chez elles le nouveau variant Creutzfeldt Jakob.

Tout cela aboutit à d'effroyables maladies *neurodégénératives : On meurt dans la folie et la paralysie. Prion est la contraction des mots anglais « protein-ionic ». En français cela évoque « prions ».

Prier, accéder à la spiritualité est sans doute la solution pour échapper à la folie dans ce monde matérialiste et pollueur. Et de plus il faut rester éveillé et ne pas s'endormir sous les sirènes de la consommation !

En homéopathie on peut se référer à la rubrique du répertoire de Kent : « Sans Dieu « Godless » » où se trouvent les remèdes suivants :

ANACARDIUM ORIENTALE : sujet prisonnier de la dualité – le bien ou le mal – C'est un excellent remède de tendons : vers quoi tendons-nous ? On est écartelé entre diverses options : anges ou démons.

Le tendon d'Achille supporte les muscles JUMEAUX et ANACARDIUM est un remède intéressant pour les jumeaux. THOMAS veut dire le jumeau en hébreu : or c'est celui qui ne croit que s'il a vu et touché.

Avec les stimulations hormonales, on assiste à une « épidémie » de jumeaux à l'heure actuelle.

COLOCYNTHIS : ce remède convient aux patients prisonniers de la colère. Ils se sentent mortifiés quand on leur fait un affront. Ils souffrent de névralgies diverses et de douleurs abdominales qui les plient en deux.

CROCUS SATIVUS : Remède d'enfants agités, hyperactifs, imprévisibles, bateaux ivres qui n'ont plus de safran ! Ils souffrent d'hémorragies de sang noir et filamenteux. Ce sont des familles qui cachent un secret indicible.

Pollution à l'iode.

Dans le chapitre précédent, j'ai parlé de la catastrophe de Tchernobyl qui nous a copieusement arrosé d'iode radioactif au printemps 1986. Depuis on a vu se multiplier les ennuis thyroïdiens.

Nous sommes comme CAÏN – le cas qui contient l'iode-CAÏN se sent coupé de DIEU et il devient meurtrier de son frère or, on l'a vu, IOD est la première lettre du nom de DIEU en HEBREU : DIEU est au centre de CAÏN mais il ne le voit pas.

IODUM est un sujet toujours réchauffé, hyperactif, et qui se plaint d'otites séreuses, de problèmes thyroïdiens divers, de troubles cardio-vasculaires. Il raffole de la viande et par contre ne supporte pas les coquillages iodés comme le violet.

Pollution aux acides.

Notre monde produit trop de dérivés acides qui polluent la nature par des pluies acides et détruisent la végétation.

A -CID : sans – tuer -cela signifie qu'il faut arrêter de détruire l'autre, et on a vu que c'est la problématique du complexe d'oedipe qu'il nous faut résoudre pour sortir de ce mauvais pas.

Sur le plan homéopathique, nous avons vu plus haut NITRICUM ACIDUM et SULFURICUM ACIDUM. On peut évoquer aussi MURIATICUM ACIDUM qui ne se remet pas de la mort de sa mère, PHOSPHORICUM ACIDUM qui est anéanti par un grand chagrin et ARSENICUM ALBUM en proie à son angoisse de mort par le poison.

Notre monde complexe va-t-il droit dans le mur de la pollution ou l'humanité saura t'elle échapper à ce destin funeste ?

L'homéopathie, à travers le sens qu'elle dégage des molécules qui nous empoisonnent nous laisse un parfum d'espoir pour les années qui viennent et nous pouvons gager que grâce à ce trésor, la Vie et l'Amour seront au rendez vous.

« J'ETAIS AVEUGLE ET MAINTENANT JE VOIS » :
JEAN : 9,25
LA CECITE

Le thème de la cécité, on l'a vu, renvoie à l'histoire d'Œdipe qui, après avoir découvert qu'il a tué son père et épousé sa mère, va se crever les yeux et devient fou. Ayant succombé au meurtre et à la violence il a un problème d'yeux (DIEU).

Les yeux sont le reflet de l'Ame et la porte vers l'amour universel, celui où l'on dit « eux ».

Notre société lutte pour sa survie qui passe par l'accès à cette dimension d'Amour : il est temps d'ouvrir les yeux !

La médecine moderne n'est pas sans ressources pour remédier aux problèmes touchant la vue : quand j'étais en poste à Mimongo, au Gabon, je me souviens avoir reçu ce mot d'un infirmier de brousse « mon docteur, venez vite, l'enfant a une grave infection des yeux : le sorcier a déjà crevé un œil avec son gri- gri nommé M'Ba ». Me rendant sur les lieux, avec quelques gouttes de collyre antibiotique je sauvais facilement le deuxième œil…

La médecine et la chirurgie de l'œil font des miracles tous les jours. Cependant il y a des situations où elles restent inopérantes, et dans ces cas il faut penser à l'homéopathie comme on le voit dans cette observation :

« Madame, il faut considérer votre enfant comme aveugle : il est temps de l'inscrire dans une école spécialisée ».

Nous sommes en février 2002, la maman d'Elise est à l'écoute du professeur, consultant national en ophtalmologie, qui vient d'évaluer l'état de son enfant.

Née le 19 mai 1996 dans des circonstances difficiles (césarienne en urgence après pertes des eaux dans un contexte fébrile, score d'APGAR à 6/10/10), elle présente une surdité à 50% de perte d'audition de caractère central pour laquelle elle est appareillée à l'âge de 15 mois, puis à partir de 18 mois apparition d'une photophobie la contraignant à vivre constamment avec des lunettes noires. Au fil des années cette photophobie va s'aggraver jusqu'à rendre totalement impossible la vie au grand jour.

A l'âge de 6 ans, en juillet 2002, c'est une fillette recroquevillée sur elle-même qui pénètre dans mon cabinet, se cachant les yeux en permanence avec les deux mains. Elle souffre de sensations de brûlure, les yeux sont injectés de sang, surtout du coté gauche, et ils suppurent le matin.

Sur le plan du diagnostic, plusieurs hypothèses sont évoquées par notre éminent confrère parisien après un bilan complet qui révèle une atrophie de l'épithélium pigmenté au fond d'œil surtout à gauche. Un syndrome d'USHER débutant est évoqué (maladie génétique expliquant aussi la perte auditive) mais une hypothèse fonctionnelle par traumatisme psychologique n'est pas exclue bien que les suivis psychothérapeutiques n'aient pour l'instant rien donnés.

Quoi qu'il en soit aucune prise en charge ne permet d'améliorer la situation et le seul recours est l'inscription dans un institut pour aveugles à Marseille.

L'hypothèse du traumatisme psychologique repose sur le fait qu'à l'âge de 18 mois, alors que la fillette était portée dans les bras de sa maman, qui se promenait dans un champ de neige en plein soleil, il y a eu une violente altercation avec le papa à propos de l'éducation à la propreté : la fillette venait juste de faire pipi sur le fauteuil du salon de l'appartement qu'ils louaient dans une station de sport d'hiver. Le père reproche à sa femme de ne pas la mettre sur le pot, la mère répond que selon elle c'est encore trop tôt. Les choses s'enveniment au point que le père va finir par envoyer une violente gifle à sa femme. Depuis les parents sont séparés et le père n'est vu que rarement : il vit loin d'ici avec une nouvelle compagne. Elise est fille unique.

Devant ce cas difficile, je consulte la rubrique « photophobie » du répertoire homéopathique de J.T.Kent au chapitre des yeux : elle propose 192 remèdes sous la rubrique principale et aucune des sous rubriques proposées ne me parait intéressante pour ce cas.

Ne pensant donc pas m'en sortir par ce biais là je considère alors l'hypothèse selon laquelle cette photophobie, compte tenu de son intensité majeure conduisant à la cécité, serait d'origine psychosomatique, l'enfant fuyant la lumière. Or, dans le répertoire de Kent il y a au chapitre du mental une rubrique « fuis la lumière» qui contient 7 remèdes dont un seul au 3°degré : CONIUM MACULATUM.

Les enfants relevant de CONIUM MACULATUM sont dictatoriaux et méticuleux, ce qui correspond bien à Elise.

J'opte donc pour un traitement avec des doses croissantes de CONIUM MACULATUM, 15CH, 18CH, 24CH, puis 30CH dans cet ordre à raison d'une dose tous les 15 jours après un drainage avec des dilutions des vaccins qu'elle avait reçus et qui auraient pu créer un barrage énergétique (surtout le vaccin contre l'hépatite B dont les effets secondaires ont fait l'objet de plusieurs communications dans les congrès d'ophtalmologie.)

Revue au cabinet médical le 18 octobre 2002, trois mois après, il y a une très nette amélioration : je peux enfin voir les beaux yeux de la fillette qui ne les cache plus ! Le comportement s'est amélioré et, surprise, la perte auditive n'est plus que de 30%, et devient nulle avec les appareils auditifs !

Entre temps elle a eu une crise d'aphtes réglée par BAPTISIA TINCTORIAL 7 CH 3 granules 3 fois par jour pendant deux jours (ce remède correspond à l'angoisse du morcellement et rend de grands services quand les familles se décomposent....)

On continue CONIUM MACULATUM 200K 1 dose suivie 1 mois plus tard d'1 dose en 1000k et 1 mois plus tard d'1 dose en 10000k.

Revue le 5 décembre 2002 pour un mal de gorge qui traîne : son papa est avec une nouvelle compagne et ne veut plus dormir avec elle quand elle va chez lui : LACHESIS 15 CH 1 dose car c'est le remède central du complexe d'ŒDIPE avec sa jalousie caractéristique.

Revue le 13 juin 2003 : petite aggravation de l'état oculaire sans pour autant être obligée de remettre les lunettes noires. Prescription de CONIUM MACULATUM 50000K 1 dose et 2 mois après 100.000K 1 dose. Apparition d'une verrue plantaire gauche.

15 septembre 2003 : elle n'a plus de verrue plantaire, les yeux sont sans soucis, audition encore améliorée : elle ne porte ses appareils que pour aller à l'école où elle suit une scolarité normale pour son âge. Elle n'aime pas se laver, devient souillon : prescription d'une dose de SULFUR 9CH.

18 juin 2004 : elle va bien, elle présente des MOLLUSCUM CONTAGIOSUM sur l'abdomen. Elle n'a plus de problèmes ophtalmologiques, la vue est parfaite, elle ne porte plus ses appareils auditifs dont elle dit pouvoir se passer. Prescription : PSORINUM 30 CH, et 15 jours après : CONIUM MACULATUM 30 CH.

11 décembre 2008 : c'est une adolescente en bonne santé.

Cette observation illustre le caractère irremplaçable de l'homéopathie qui propose parfois des solutions efficaces dans des cas sans ressource possible avec la médecine allopathique.

CONIUM MACULATUM, la grande CIGÜE, est une plante dont les vertus sont connues depuis l'antiquité, et qui s'est illustrée dans le fameux épisode de la mort de SOCRATE. Elle procure en effet, à doses pondérales, une paralysie ascendante, laissant au condamné la faculté de parler jusqu'au bout. Les dernières paroles de SOCRATE furent : « sacrifiez un coq sur l'autel d'ESCULAPE –le dieu de la médecine. »

HAHNEMANN, le découvreur de l'homéopathie, est l'homme coq (HAHN = coq en allemand).
Le coq représente le double symbole de l'homme « coureur de jupon », en proie à ses pulsions sexuelles, et le prophète – le coq annonce le lever du jour, par exemple, là il a sublimé ses pulsions sexuelles et a fait migrer toute cette énergie vers le haut du corps pour accéder à la connaissance.
D'où le message qu'enseignait Socrate : « connais-toi toi-même ! »

Dans notre observation, Elise se coupe des moyens pour accéder à la connaissance avec sa surdité puis son aveuglement. Ce drame se noue à l'âge de 18 mois, moment clef du développement psychologique où l'influence du père doit permettre à l'enfant de quitter le stade « oral » et sa relation fusionnelle avec la mère.

Ici, on voit le père militer pour l'éducation à la propreté de la petite, mais il se fait signifier une fin de non recevoir par la mère qui préfère laisser perdurer le stade oral et son amour fusionnel sans limites. Le père devient alors violent ce qui entraîne la faillite du couple et le blocage psychologique de la fillette qui assimile la violence de la lumière du soleil sur la neige et la violence du père : la lumière devient dangereuse et elle se plonge dans le noir. Au delà de la lumière, c'est l'accès à la connaissance qui est compromise !

Le professeur d'ophtalmologie, en leur proposant une mise en institut qui va séparer l'enfant de la mère, va mettre celle-ci en mouvement pour trouver une autre solution, et ce sera l'homéopathie.

CONIUM MACULATUM, en dynamisation homéopathique, permet à l'homme de retrouver le chemin de la connaissance en favorisant la migration des énergies des centres inférieurs vers ce que les Tibétains appellent les chakras supérieurs et cela nous conduit vers une ouverture dans la spiritualité.

CON= avec, I =DIEU, UM = l'homme.

Ce remède est connu pour guérir certaines paralysies ascendantes et pour son action dans les ennuis prostatiques des hommes âgés.

En voici une observation :

« Fossilinum » est le surnom que toute la jeune équipe de notre école d'homéopathie avait donné irrévérencieusement au vieux professeur qui venait parfois lui donner quelques cours.

Il faut dire qu'il avait un côté libidineux qui ressortait dès qu'il était en présence de jolies femmes. Ce médecin retraité habitait non loin de chez moi et j'allais le chercher pour l'aider car il marchait avec difficulté.

Un jour, alors que j'étais en pleine consultation, il me téléphone : « venez vite, je viens de perdre une oreille ». Prenant ma trousse d'urgence, je me précipite chez lui, pensant qu'il était victime d'un accident vasculaire cérébral. Or, en l'examinant, quelle n'est pas ma surprise en constatant qu'il ne présentait qu'un bouchon de cérumen ! Or, je savais qu'il y a dans le répertoire de Kent une rubrique « l'audition s'améliore quand on retire le bouchon de cérumen » Elle contient un seul remède : CONIUM MACULATUM.

Considérant ses difficultés pour mouvoir ses membres inférieurs, je lui prescris une dose du remède en 12CH.

Dans les semaines qui suivent notre confrère rajeunit de façon incroyable. Il se met à apprendre des langues étrangères et à voyager. Par exemple il apprend l'italien puis part en Italie pendant plusieurs mois. Puis il se met à l'allemand et visite les pays germanophones…quinze ans plus tard alors qu'il va bientôt devenir centenaire, il me convoque chez lui pour me parler de mon dernier ouvrage « homéopathie chemin de vie ». Son domicile est une vaste bibliothèque : tous les murs sont garnis d'étagères pleines de livres de toutes sortes. Mais tout est mélangé : les livres d'Hahnemann côtoient ceux consacrés à Brigitte Bardot…

« Je vous ai fait venir car j'ai une question très importante à vous poser. Croyez vous que DIEU existe ? ».

Je lui parle alors de Jung qui répond lui-même à cette question en disant qu'il ne croit pas, il sait que DIEU existe.

« Ah ! Vous ne savez pas quel plaisir vous me faites : Toute ma vie j'ai essayé de répondre à cette énigme ! »

Quelques jours plus tard j'étais au chevet de son corps : pendant la nuit, paisiblement, il s'en était allé…

LE SERPENT ETAIT LE PLUS RUSE DES ANIMAUX
L'AMOUR ET LA JALOUSIE,
LACHESIS MUTUS   GENESE 3,1

« Ces deux concepts, qui sortent tout droit d'une chanson populaire, doivent être analysés d'un point de vue subtil, car ils sont deux clefs essentielles pour la compréhension de notre destinée.

De nombreux chemins mènent à la connaissance ; nous nous servirons de l'homéopathie comme prisme à propos d'un venin de serpent d'Amérique centrale : LACHESIS MUTUS

J.T. Kent dit dans sa Matière Médicale à propos de ce remède : « LACHESIS paraît convenir à l'espèce humaine toute entière, car cette race est très assimilable au serpent, comme tendance et comme caractère, et ce venin ne fait que dévoiler celui qui est en l'homme »

Le premier thème associé à LACHESIS est celui de la jalousie ; dans le Répertoire de Kent, on trouve "jalousie", courte rubrique où LACHESIS est au plus fort degré, dans le mental. La jalousie est un symptôme noté comme pathologique, contrairement à l'amour qui n'est pas noté ; on y trouve seulement les suites d'amour déçu-On n'est pas malade en étant amoureux ; aucun remède n'est heureusement proposé pour corriger ce sentiment. Alors que des remèdes sont proposés pour la jalousie ; celle-ci est donc anormale.

Or, comme par hasard, c'est un venin de serpent qui se trouve être le remède central de ce défaut.

Que représente le serpent ?

Si l'on reprend "l'histoire" depuis le début, celle d'Adam et Eve, on voit apparaître cet animal comme l'instigateur du "péché mortel". Nous sommes alors au printemps de la vie ; l'enfance heureuse de l'Eden se termine, LACHESIS fait son apparition au printemps. A cette époque qui suit de près la création, l'homme et la femme ont le choix : l'amour est la fusion avec Dieu, pour une *dé-création volontaire. La jalousie est l'alternative qui est donnée par le serpent : égaler Dieu en s'en détachant (LACHESIS - lâchez I : lâchez Dieu). Ce concept étant mortel à terme.

Adam et Eve auraient dû faire cracher le venin du serpent, et sa dilution homéopathique les aurait guéris de leur jalousie originelle. Que n'étaient-ils pas homéopathes ?

Nous voici donc embarqués dans l'aventure humaine où l'amour, effacé, est remplacé par un moteur bien différent, la jalousie qui implique l'égoïsme. L'homme se retrouve seul, requin parmi les requins ; il ne vise plus que son profit personnel, tout doit être absorbé alors qu'il ne donne rien. Le remords le talonne et ne le laisse pas en paix, empêchant son sommeil, LACHESIS est d'ailleurs aggravé pendant le sommeil. Mais le réveil est encore plus dur, car en ouvrant les yeux il pense à la compétition qu'il doit mener pour son profit envers et contre la vie (LACHESIS est aggravé au réveil).

Après un été de labeurs et de combats, après bien des hémorragies, l'humanité poursuit sa route, ayant hypertrophié l'économie, la puissance (côté gauche - senestre), alors que l'esprit (côté droit - dextre) *hypotrophié, est placé sous elle, comme chez les insectes hyponeuriens.

Alors, comme chez les insectes, le monde se divise, se spécialise à l'extrême, chaque sous unité devant se caparaçonner pour échapper à la jalousie de l'autre, et défendre son petit intérêt personnel.

Où est l'amour ?

On entasse les mégatonnes, on creuse les abris antiatomiques pour le profit de quelques particuliers.

Nous voilà en automne, où LACHESIS revient encore plus fort. C'est l'époque actuelle, la ménopause et l'andropause de l'humanité. Tout proche de la mort, l'homme "s'éclate" aveuglément ; surchargé par tout ce qu'il a entassé au détriment de l'autre. Seuls quelques-uns poussent des cris d'alarme : « On est foutus, on bouffe trop ! » « Moins de viande, plus de céréales pour le Tiers-Monde. » (Frères des Hommes). Ces informations ne passent pas, noyées dans le bruit de fond de notre *logorrhée.

C'est là le second point fort de LACHESIS, le verbe, parole divine, est étouffé par le verbe humain logorrhéique.

A une époque où plus personne ne communique avec son voisin pour les choses de la vie les plus élémentaires, l'homme est "saoulé" par l'information tous azimuts. Il se sent pris à la gorge, étouffe dans sa ville. Sa langue, organe de la parole, se fissure à la pointe, comme celle du serpent. Pourtant, s'il pouvait donner, s'épancher, combien serait-il soulagé (amélioration par les écoulements). La constipation l'empêche d'exonérer ses selles : rien ne sort malgré une sensation de besoin constant.

Cette allusion aux excréments me fait penser à un élément essentiel de cette analyse que j'allais oublier l'argent.

Le serpent monétaire international ondule devant nous, dollar en tête, illustrant la loi cabalistique qui veut que tout ce qui passe, repasse.

Faut-il tuer le serpent ? N'oublions pas qu'il est en nous et observons les orientaux. Il est temps de charmer le serpent par la musique, la danse et l'amour. Son poison pourra être transformé en un merveilleux remède.

L'hiver nous attend, avec le froid et la mort, ou avec Noël et sa renaissance ;

LACHESIS le second diable, n'apparaît plus en hiver. Gageons que ce sera l'Amour qui sera au rendez-vous. »

J'ai écrit ce texte le 25 octobre 1982 dans des conditions spéciales, une sorte d'écriture automatique. Il a été publié aussitôt dans une revue homéopathique, puis dans le livre « l'homéopathie exactement tome 1 ».

Depuis, LACHESIS est un des remèdes homéopathiques qui m'a le plus rendu service.

Il illustre à merveille le symbolisme de la pharmacie, serpent qui crache son venin dans une coupe.

C'est donc le remède central du complexe d'Oedipe, et d'ailleurs c'est la déesse Parque LACHESIS qui délivre Oedipe quand il est attaché par le pied à un arbre pour être dévoré par les animaux sauvages…

En voici une observation récente :

Valentine, née le 31/10/1997 souffre d'un *purpura thrombopénique idiopathique grave depuis janvier 2004 : elle autodétruit ses propres plaquettes sanguines et met sa vie en danger d'hémorragie grave. Elle consulte le 28/09/2006 à mon cabinet.

La famille est venue en train du centre de la France où elle est soignée par le centre hospitalier et universitaire local avec des veinoglobulines et des corticoïdes mais elle ne réagit plus à rien, ne tolère même plus les perfusions de plaquettes, et vit avec 1000 plaquettes.

C'est le calvaire, le moindre petit coup et c'est l'hématome monstrueux, elle n'a le droit de rien faire, ne peut voyager qu'en train !

Il s'agit du troisième enfant d'une famille de quatre, elle a une sœur âgée d'un an de moins. Les parents sont séparés depuis février 2006, le père buvait et a frappé la mère devant les enfants…La grossesse et l'accouchement sont normaux, l'enfant a été allaitée 1 an.

En 2002, elle a présenté des piqûres d'insectes au cou, suivi d'urticaire et d'une otite gauche, puis en 2003 une mononucléose infectieuse. Elle a reçu deux fois le vaccin BCG, et est vaccinée pour la rougeole, la rubéole, les oreillons, la diphtérie, le tétanos, la poliomyélite, la coqueluche et l'Haemophilus influenzae.

L'enfant n'est pas frileuse, n'aime pas être serrée dans les habits, et l'examen clinique est très impressionnant : elle est littéralement couverte d'hématomes. Franchement ma première idée est de la faire hospitaliser pour surveillance !

Comme elle est plutôt mutique, je lui donne quelques granules de CARCINOSINUM 10000K, remède indiqué par l'antécédent de mononucléose infectieuse et j'évoque le problème de la jalousie, ce qu'elle dénie avec force. Cependant la maladie survient vers 7 ans, âge typique du complexe d'Oedipe, il y a eu les piqûres d'insectes, l'otite gauche, et je me décide pour des granules de LACHESIS 9CH, 3 matin et soir.

Le 30 octobre au téléphone : les plaquettes remontent : 12000 ! LACHESIS 15CH, 18CH, 24CH, 30CH une dose dans cet ordre tous les dix jours.

Le 6 décembre c'est la fête : 48000 plaquettes, plus de bleus, elle pourra faire de son nouveau vélo à noël. LACHESIS 200K, 1000K, 10000k, dans l'ordre tous les quinze jours.

Revue le 3 avril au cabinet : 157000 plaquettes.

Le 29 Août 2007 : Tout va bien, sur tous les plans : SULFUR 30CH sur les symptômes du moment et en attente une dose de LACHESIS 50000K en cas d'hématomes anormaux ce qui ne s'est pas produit depuis.

Revue en décembre 2008 : tout va très bien : plaquettes 180 000.

La jalousie est inscrite au cœur de notre inconscient collectif, c'est pourquoi l'histoire biblique passe par la tragique histoire d'Abel et Caïn, les deux fils d'Adam et Eve mais désormais nous avons l'aide de l'homéopathie pour y faire face !!!

D'autres remèdes homéopathiques sont connus pour agir sur la jalousie comme Hyoscyamus, l'enfant qui s'exhibe nu et se sauve loin de ses parents à la première occasion ou Anantherum Muricatum, le mari qui épuise son épouse dans une sexualité sans répit de peur qu'elle n'aille voir ailleurs…

D'autres venins de serpent sont également proposés dans la matière médicale homéopathique : on a vu VIPERA, bon remède de phlébites, surtout des membres supérieurs, chez des patients qui ne supportent pas de perdre quoi que ce soit.

Il y a CROTALUS HORRIDUS qui est connu chez ceux qui ont perdu un œil. Leur caractéristique est de s'opposer systématiquement à la volonté de leur père.

En voici une observation :

Theo a du être énuclée à l'âge d'un an pour un rétinoblastome bilatéral. Il a en outre subi de la radiothérapie sur les orbites.

Vers l'âge de sept ans un nouveau cancer, radio-induit, se développe sur la cavité orbitale droite. On décide de lui faire une chimiothérapie massive.

Alors qu'il est sur le point de partir pour l'hôpital, sa mère me demande une visite à domicile : il souffre de cauchemars terribles avec visions de serpents.

Pendant ma visite, son père entre dans sa chambre avec sa valise pour l'hôpital, « je t'ai mis ta valise à tel endroit » dit-il, en la posant près de la porte. Et là, surprise, THEO se fâche : « non, ce n'est pas là, mais trente centimètres plus loin ! ». Une colère pareille pour des broutilles, mais surtout dirigée contre son père me fait évoquer CROTALUS HORRIDUS. Le remède va guérir les cauchemars et lui donner l'énergie pour supporter sans problèmes l'épreuve de la chimiothérapie.

Enfin, je dirai quelques mots du remède CENCHRIS CONTORTRIX. Ce venin de serpent correspond à la vision de la « scène primitive ».

Un enfant de neuf ans est amené à ma consultation car il est jaloux, violent et bagarreur à l'école. « Il est comme ça depuis qu'il est rentré dans notre chambre, docteur, pendant que nous faisions l'amour mon mari et moi. Depuis il nous traite de tous les noms, d'hommes des cavernes, de bêtes sauvages... ». Avec ce remède, son comportement va se calmer rapidement.

Plus tard, les sujets relevant de ce remède sont obsédés par les films pornographiques. A l'heure où un tiers des élèves de troisième ont vu ce type de spectacle on comprend la fréquence de ses indications.

LA SYMBOLIQUE DE LA GRIPPE A TRAVERS LES REMEDES :
INFLUENZINUM et EUPATORIUM PERFOLIATUM

De tout temps notre humanité a dû combattre des fléaux tels les grandes épidémies...par exemple au dix neuvième siècle, le docteur Alexandre Charge soignait efficacement en Provence l'épidémie de cholera avec les remèdes homéopathiques conseillés par Hahnemann, lui-même (CAMPHORA, CUPRUM, VERATRUM ALBUM).

Actuellement plane la menace d'une pandémie de grippe sévère car le virus porcin et aviaire qui circule est très proche de celui qui sévit en 1917, appelée grippe espagnole.

A l'époque les homéopathes suisses, dont le célèbre médecin de Lausanne : Antoine Nebel et celui de Genève : Pierre Schmidt, mettent au point un remède préventif : INFLUENZINUM HISPANA avec des secrétions de malades guéris par les remèdes ARSENICUM ALBUM et EUPATORIUM PERFOLIATUM.

Une souche de ce remède remarquable est toujours conservée par nos confrères étrangers et je le propose à titre préventif : 3 granules tous les 15 jours en dilution 200K. Il serait important que ce remède soit disponible en France : en effet les souches des remèdes homéopathiques sont conservées dans de l'alcool à 60°, de l'eau de vie, et donc ne se périment pas, voir se bonifient avec le temps comme je l'ai souvent constaté et des remèdes homéopathiques élaborés il y a près d'un siècle sont toujours actifs.

Les épidémies constituent une exception à la règle qui veut que chaque malade reçoive un traitement strictement individualisé : ici nous sommes devant un problème qui relève de l'inconscient collectif, et donc un même remède pourra convenir pour de nombreux individus. Le ou les remèdes seront choisis après avoir examiné les premiers cas et seront confirmés s'ils entraînent une guérison rapide et sans complication…ils pourront ensuite être donnés en prévention pour les sujets contacts.

INFLUENZINUM est un NOSODE ou BIOTHERA-PIQUE, c'est-à-dire un remède préparé avec des secrétions de malades. Il serait bien sûr salutaire de pouvoir préparer un INFLUENZINUM 2009 avec des secrétions de malades convalescents, et ce bien entendu dans des dilutions où il n'y a plus de molécules donc plus de risque infectieux (>12CH).

EUPATORIUM PERFOLIATUM, « l'herbe à la fièvre », est le remède principal de la grippe.

En voici les principaux symptômes : fièvre intense par accès, céphalées, douleurs musculaires diffuses, douleurs osseuses, et surtout douleurs dans les yeux.
Parfois vomissements profus, bilieux, précédés de grande soif, hoquet, diarrhée verdâtre.

Deux symptômes remarquables éclairent « l'esprit de ce remède » qui fut celui de la grippe « espagnole » qui décima plus de monde que la grande guerre pendant l'hiver 1917-1918 : amélioration générale dans la position « à quatre pattes », et « suite de domination du père ».

Quelle est la signification profonde, que nous dit cette La langue française est capable d'une cabale phonétique éclairant le nom de Dieu : on dit « eux ». Cela éclaire l'épisode historique de Jeanne d'Arc où l'on voit Dieu intervenir directement sur les affaires des hommes pour que cette bergère aille faire sacrer le roi de France. C'était la guerre de cent ans, nous étions envahis par les Anglais...et le français pourrait disparaître.

Si nous faisons une cabale phonétique sur le mot INFLUENZINUM, on obtient : INFLUENZ = influence, I = dieu, les autres, N= négation, UM = l'homme.

L'homme n'est pas sous l'influence de Dieu, l'homme n'est pas dans l'Amour Universel (univers : unis-vers !!!) comme c'était le cas dans la grande guerre de 14-18. Cela explique les douleurs dans les yeux.

Or il est grand temps pour notre humanité de rejoindre cette dimension, la survie de notre biotope en dépend.

EUPATORIUM PERFOLIATUM qui semble être intéressant aussi dans notre épidémie de grippe « porcine » renvoie à la notion de domination du père, donc du maître extérieur. A travers le complexe d'Œdipe, pour devenir réellement adulte, l'homme doit « tuer » symboliquement le père pour devenir son propre maître. S'il ne fait pas ce travail il va devoir suivre aveuglément un maître, et si ce père devient fou- PER-FOL- c'est la catastrophe. En 1914-18 des généraux des deux pays opposés pouvaient lancer des milliers de jeunes gens dans la bataille, ils rampaient à quatre pattes sous les pluies de bombes et cela faisait 50.000 morts dans la journée...

Récemment de nouveaux dirigeants ont été élus et de l'autre côté de l'atlantique, il y a Barak Obama.

Or Barak veut dire la chance en arabe, ici c'est la chance d'être métis car METIS est la déesse GRECQUE représentant la sagesse, ce qui apparaît dans le terme métissage. On peut donc être plus positifs pour l'avenir de la planète.

Enfin il faut dire un mot d'Internet, réseau mondial où circule tout et son contraire, mais qui se révèle être un remarquable contrepoint à la mainmise des grands de ce monde sur l'information classique. Le peuple se laisse moins manipuler et peut chercher par lui-même différents points de vue sur le net : c'est un outil pour devenir adulte et mature.

Tout cela me donne une vision optimiste de l'avenir : au lieu de laisser notre société humaine se gripper dans les voies sans issues de notre égoïsme fondamental, on pourrait au fil de ce type de crise sanitaire voir l'humanité glisser vers un nouvel ordre mondial plus équitable. Les remèdes Influenzinum et Eupatorium perfoliatum, en plus de leur rôle préventif, pourraient être de bons catalyseurs pour nous pousser dans ce sens salutaire.

SAINT IGNACE DE LOYOLA

IGNATIA

Au XVI ème siècle vivait au Pays Basque un jeune noble nommé Ignace de Loyola. Pendant la première partie de sa vie, il se complait dans la première dimension de l'Amour, Eros : c'est un jeune homme brillant et plein de conquêtes féminines….

Puis un jour il va tomber amoureux d'une princesse de haut rang à laquelle il ne peut prétendre…sauf s'il devient un héros (d'Eros, il passe à Héro !!)

A la bataille de Pampelune, contre les Français, il se lance, presque seul, à la charge de toute l'armée ennemie … mais est vite arrêté par un boulet de canon qui lui brise une jambe. Les Français compatissants le ramènent mourant à son château de Loyola.

Ce soir là, on lui administre l'extrême onction : dans la nuit il connaît son premier accès mystique où il voit la TRINITE.

Le lendemain il va mieux et s'ensuit une longue convalescence où il va découvrir qu'en lisant la bible ou des livres sur la vie des saints, il en oublie sa belle princesse !

Plus tard, il va fonder l'ordre des Jésuites, la compagnie de JESUS qui va aller évangéliser le monde.

Ignace demande à ses disciples de s'auto-analyser sans cesse : « Combien de fois as tu fait ton examen de conscience ce matin ? », « Dix fois », « Quoi ? Que dix fois ? » et il était dix heures du matin !!!

Un jour, un jésuite en voyage aux Philippines, découvre une plante qu'il appelle en honneur de son saint patron « fève de saint Ignace ». Elle donnera le remède homéopathique « IGNATIA ». Les indigènes la portaient autour du cou pour prévenir la peste.

IGNATIA est le remède de l'amour déçu, des chagrins, des deuils…ce remède est capable de faire redécouvrir aux patients que l'amour les entoure.

Par exemple une jeune fille ne vit que pour l'amour de son fiancé et celui- ci la quitte pour une autre : c'est la dépression, le noir, l'amour n'existe plus !!
C'est une illusion : après avoir pris le remède, cette jeune fille redécouvre la beauté du monde qui l'entoure, l'amour de ses parents et amis, bref les autres dimensions de l'amour qu'elle négligeait…

Un des plus fidèles disciples d'Ignace a été François-Xavier. Celui-ci partit pour évangéliser la Chine, mais les éléments ne lui permettront que de débarquer au Japon où il se heurtera à la puissante et profonde spiritualité ZEN.

Mars 2001 : je reçois un Email m'invitant à aller donner des conférences au Japon en Novembre de la même année. Ce jour là, je ne suis pas sûr d'être disponible à cette date. Je suis en route pour donner une conférence à Bilbao, au Pays Basque, mais je réponds oui…Quelques temps plus tard, les Basques me promènent dans Bilbao et devant une maison ils m'expliquent que c'est de là que François Xavier est parti pour évangéliser le Japon. Sur le coup mon intuition me laisse penser que oui : ça va marcher pour le voyage au Japon, à l'automne !

En novembre je serai effectivement au Japon, et la moitié de mes élèves sont des moines ZEN avec qui je passe des soirées de discussions philosophiques passionnantes.

Un soir je discute avec la directrice de l'école homéopathique de Tokyo. Elle me dit qu'elle a découvert l'homéopathie en Angleterre et a décidé de créer une école au Japon.

« Un jour je me rends dans un institut de massage thaï. Ce massage profond me plonge dans un état second et je vois soudain arriver vers moi un personnage lumineux portant deux livres sous les bras. De loin je me dis que c'est Hahnemann avec le répertoire de Kent et l'Organon de l'Art de Guérir….mais comme il se rapproche, je reconnais le Christ qui me sourit…Je lui dis alors que je suis bouddhiste et qu'il ne m'intéresse pas ; il continue à avancer et je suis empli de béatitude ! »

Par la suite en découvrant mon livre sur l'esprit du remède homéopathique, elle décide de m'inviter au Japon pour des conférences.

Je lui demande de quel coin du Japon elle est originaire :
« De l'île du sud, celle où François- Xavier a débarqué pour évangéliser le Japon. »

Les mondes invisibles nous font souvent des clins d'œil : je viens juste de rédiger ce paragraphe lorsqu'un serveur philippin m'apporte le café que j'ai commandé : quelle surprise quand je lis son nom sur son tablier « IGNATIO LOYOLA » *!!!*

Le remède IGNATIA est seul dans une rubrique du répertoire homéopathique de Kent « STARVING= affamé, meurt de faim ».

Ce remède parait donc intéressant pour les exclus du monde moderne.

Dans son livre, « Dernier avis avant la fin du monde», Xavier Emmanuelli nous raconte la difficulté à réinsérer les sans abris : ils refusent toute aide.

Ils ne croient plus en l'amour, ils se sentent comme les pestiférés du monde moderne.

Il faudrait leur donner d'emblée un peu d'IGNATIA en dilutions homéopathiques pour les rebrancher sur les contacts humains ....c'est la meilleure clef pour faire retrouver le chemin de l'Amour dans ses trois dimensions pour tous les désespérés de notre époque difficile !

« ALORS LE CŒUR LEUR MANQUA »
GENESE : 42 ,28.
LE CŒUR A L'OUVRAGE
AURUM METALLICUM

Le cœur est certainement l'organe le plus porteur de symboles. Il représente bien sûr la vie avec tout ce qu'elle comporte de palpitant, l'Amour avec sa sensibilité et sa sincérité, la générosité qui se donne pour les autres. Y sont associés le soleil et sa couleur jaune d'or, le père qui réchauffe, éclaire et rassure tels le roi lion et le métal précieux, l'or qui depuis toujours a conquis le cœur des hommes.

Les sels d'or ne sont plus guère utilisés en médecine allopathique. Hier encore ils faisaient partie des médicaments classiques de la rhumatologie pour les polyarthrites.

On les utilise toujours en oligo-éléments pour modifier le terrain et renforcer les défenses immunitaires : c'est la préparation « cuivre – or – argent ».

En homéopathie par contre, ils font partie des « polychrestes », remèdes les plus souvent prescrits. On a déjà parlé d'AURUM METALLICUM à propos du fameux épisode de Moïse et du veau d'or. Ce remède doit être évoqué d'emblée quand il y a des problèmes cardiaques chez des patients autoritaires, téméraires, qui travaillent dans des milieux où l'on brasse beaucoup d'or.

En début de vie ce sera souvent une communication inter ventriculaire qui se fermera d'autant plus vite que l'on aura donné des doses d'AURUM METALLICUM. Ces nourrissons présentent souvent une hernie ombilicale, parfois une hernie inguinale droite, et des coliques des trois premiers mois.

La grossesse aura été marquée par un ictère avec perturbation des transaminases et beaucoup de prurit.

En milieu de vie ce sont des sinusites maxillaires droites, des problèmes de coronaropathies. En fin de vie ces gens sont parfois enclins à des dépressions sévères sur fond de culpabilité dans la mesure où pour satisfaire leurs ambitions ils se seront souvent mis en travers des lois fondamentales, leur préférant leurs propres lois.

On se souvient de Louis XIV, le roi soleil, dans ses dorures de Versailles. Il va mourir de gangrène, refusant l'amputation car « le roi ne se morcelle pas ! ». Un de mes amis âgé souffrant de gangrène du gros orteil droit vient de voir le chirurgien qui pense qu'il faudra sans doute amputer. « Si on me coupe la jambe je me jette par la fenêtre » me confie- t-il en aparté. Avec des granules d'AURUM 9CH, deux fois par semaine, tout cicatrise contre toute attente chez cet homme de 80 ans diabétique, qui a travaillé toute sa vie dans la finance.

Aurum se conjugue avec d'autres composés comme AURUM ARSENICOSUM, un Aurum méticuleux et stressé par la mort : c'est un grand remède d'insuffisance cardiaque. AURUM MURIATICUM est un AURUM secret et replié sur lui-même, aggravé en bord de mer. AURUM MURIATICUM NATRONATUM, mélange d'or et de sel de mer, se reconnaît à ses liserés noirs à la racine des dents : c'est un STAPHYSAGRIA chronique vivant une longue histoire sadomasochiste. AURUM SULFURATUM mélange de soufre et d'or est le remède roi en cas de streptococcie chronique où les douleurs passent d'une articulation à l'autre et se fixent sur le cœur.

D'autres remèdes homéopathiques sont irremplaçables pour le cœur défaillant.

SANGUINARIA est indiqué quand un reflux dans le secteur cardiaque droit crée une hypertension artérielle pulmonaire : la pulsion de la vie se retourne contre nous.

Amandine, 8 ans, vit avec une cardiopathie congénitale inopérable. Tous les hivers sont peuplés de bronchites asphyxiantes jusqu'à ce que ce remède la délivre et lui redonne un souffle inespéré.

OPIUM peut être le remède d'une arythmie grave : nous avons rapporté le cas d'un bébé souffrant d'un syndrome de WOLF-PARKINSON-WHITE à la suite d'une chute de son berceau cédant par deux reprises dans les minutes qui suivent la prise d'une dose d'OPIUM 15 CH.(l'homéopathie exactement tome 1).

MEDORRHINUM est souvent un bon remède chez les sujets plus âgés arythmiques en proie à l'angoisse du lendemain. Ils souffrent en outre de surcharges lipidiques, dorment sur le ventre et se rongent les ongles.

CACTUS est souverain pour les douleurs cardiaques à type d'étau, le cœur semble enserré dans une cage. Ce sont des gens qui ne peuvent rien faire si on les regarde : l'étau c'est le regard de l'autre, le qu'en dira-t-on. Le cactus voit sa fleur s'épanouir la nuit.

SQUILLA MARITIMA est un stimulant cardiaque qui agit sur les vaisseaux périphériques et les coronaires comme nous le dit BOERICKE. Il redonne du souffle à l'insuffisant cardiaque coronaropathe. Petit, il aura souffert d'une rougeole avec toux prolongée.

DIGITALIS est indiqué pour la faiblesse du muscle cardiaque avec dilatation et parfois fibrillation auriculaire. Le pouls est trop lent. C'est aussi un remède d'asthme à l'effort comme ACONITUM FEROX. Pour DIGITALIS il n'y a plus de plaisir mais que des devoirs !

LAUROCERASUS présente une toux pruriante et spasmodique liée à un problème cardiaque sous jacent.

Il ne supporte pas sa mise à la retraite et tombe malade depuis lors. L'échographie cardiaque lui trouve une importante régurgitation mitrale. Il ne réagit à aucun autre remède, perd son souffle, se cyanose.

CALCAREA FLUORICA est indiqué quand il y a un contexte de malformations cardiaques congénitales. Ce remède est bien appuyé par LUESINUM qui aide à remettre les tissus en place.

THIOSINAMINUM aide à résorber les rétrécissements, les adhérences, les sténoses et peut être très utile dans certaines cardiopathies.

Valérie me téléphone affolée : c'est une de mes anciennes petites patientes, elle vient d'accoucher et on lui a retiré son bébé pour l'hospitaliser en cardiologie pédiatrique. Il présente une défaillance cardiaque sur cardiopathie complexe. Il est mis en observation sous digitaliques en attendant peut être une intervention. On lui a parlé d'hypertension pulmonaire. Je lui conseille de prendre une dose de SANGUINARIA, suivie 2 jours plus tard d'une dose de AURUM METALLICUM, suivie deux jours plus tard d'une dose de CALCAREA FLUORICA. Comme elle allaite, les remèdes passeront par le lait maternel.

Dans les jours qui suivent le dénouement est favorable, les shunts se referment, la circulation cardiaque se normalise. Tous les traitements sont arrêtés et l'enfant est rendu à sa maman ravie.

« TENEZ DONC FERME : AYEZ A VOS REINS LA VERITE POUR CEINTURE »
SAINT-PAUL, EPHESIENS 6,14
VERATRUM ALBUM

Qu'est ce que la vérité ?

Sur notre planète terre on a tendance à taire les choses importantes comme le disait si bien Jacques SALOME et la vérité est souvent un horizon lointain et inaccessible. Jean, un ami canadien, me disait un jour « j'aime celui qui cherche la vérité, je me méfie de celui qui l'a trouvée ! »

VERATRUM ALBUM est le remède homéopathique de ceux qui se réfugient dans le mensonge. Ils ont vécu une situation exceptionnelle, ils étaient sur un piédestal et soudain tout a basculé, ils se sentent chassés du paradis comme Adam et Eve.

C'est typiquement le cas du premier enfant d'une famille : il est accueilli comme un roi par les parents et grand parents. On le gâte, on le cajole, il est le centre du monde. Puis un jour le petit frère ou la petite sœur arrive qui capte toute l'attention de la famille. Il se sent alors soudain délaissé, maudit, et devient le vilain petit canard noir que plus personne n'aime et qui ne fait que des bêtises. Il se réfugie dans l'imaginaire : il est un prince, elle est une princesse. Son discours se peuple de mensonges : par exemple il raconte aux voisins que ses parents le battent !

Tout est bon pour attirer l'attention sur lui et redevenir le centre du monde. Plus tard il rêve de devenir un « PEOPLE » médiatisé et de côtoyer les grands de ce monde.

Une des grandes somatisations de VERATRUM ALBUM est la gastroentérite qui peut prendre un tour dramatique, cholériforme. Quand j'étais chez les Mitsogos, peuple primitif dont la plupart des membres ignoraient le langage écrit, les filles avaient dès la puberté un enfant tous les 18 mois. Chaque enfant était allaité jusqu'à la naissance du suivant puis était posé par terre et nourri de manioc, de banane plantain et de viande « fatiguée » car là bas le réfrigérateur n'existait pas ! Beaucoup mouraient alors de diarrhées qui les déshydrataient en quelques jours. Les maladies infantiles telle la rougeole en emportaient aussi une grande partie. En finale, sur 17 enfants conçus avant la ménopause, seuls 2 à 3 survivaient. Les autres n'avaient vécu que le stade oral, sa relation fusionnelle avec la mère et mouraient dès qu'il fallait passer au stade anal, s'autonomiser, aller vers les autres sous la direction du père.

« Mon docteur, pourquoi se dépêcher, l'enfant veut repartir, il faut le laisser repartir ! » me lance mon infirmier.

On est en janvier 1975, c'est la tombée de la nuit sur l'hôpital de Libreville, où je viens de prendre la garde de médecine. Dans la foule qui attend patiemment devant la porte du local de consultation, mon regard s'est arrêté sur le visage fatigué, résigné d'une mère sans âge qui tient dans ses bras un nourrisson de 9 mois. L'enfant est hypotonique, amorphe, complètement déshydraté...la mort rode. Il sera sans doute passé de vie à trépas quand arrivera son tour pour consulter l'infirmier.

Je me suis donc précipité pour extraire ce bébé de cette file d'attente et l'ai allongé sur la table d'examen.

Il s'ensuit une lutte pour trouver une veine dans cette peau sombre, avec la déshydratation qui collabe le retour veineux.

Je tente sans plus de succès une dénudation : le temps passe et l'enfant ne réagit presque plus. Il me reste une solution : poser une Sous Clavière, geste difficile avec le risque de perforer un poumon ce qui pourrait être fatal chez cet enfant au bout du rouleau. Mais tout se passe bien : enfin le sang reflue dans ma seringue. Je passe un gros cathéter dans cette veine centrale : vite, un flacon de sérum salé, du bicarbonate. C'est la fête !

Pendant que j'y suis, j'ajoute de la cortisone et des antibiotiques à large spectre…Une heure après l'enfant reprend vie, le regard redevient vif, le pli cutané disparaît, des cris toniques surviennent : je passe encore un flacon de sérum glucosé et il s'endort repu…
Je le reverrai quelque temps plus tard au village où une réception est organisée en l'honneur de ce retour à la vie: c'est un beau bébé qui court partout à quatre pattes en arborant les cicatrices de cette nuit de folie où son destin ne voulait pas qu'il « reparte ».

Par la suite, avec le temps, j'ai mis au point une méthode plus simple et plus élégante pour trouver un abord veineux chez ces enfants : dès l'arrivée à l'hôpital de brousse, perfusion sous cutanée de sérum salé : une poche d'un côté de l'abdomen, une de l'autre. Rapidement la tension remonte, des veines apparaissent sur les mains et là, pose d'épicrânienne et perfusion veineuse….un jeu d'enfant.

Depuis je suis devenu homéopathe et avec VERATRUM ALBUM 7CH, les fortes diarrhées cèdent si rapidement qu'il n'est pratiquement jamais nécessaire de perfuser. Quelques granules et l'enfant se remet à jouer comme si de rien n'était.

Quelle est la signification profonde du remède ?

En cabale phonétique, on peut analyser son nom : VERATR-UM ALBUM = l'homme verra la lumière blanche, la vérité, les trois dimensions de l'Amour.

Le monde est en marche : dans ce monde il y a des humains tous semblables, tous différents, tous en route vers la Vérité et l'Amour.

Voilà pourquoi j'ai choisi ce remède qui peut nous conduire jusqu'au domaine du religieux, du mystique, pour refermer cet essai sur l'Amour et l'Homéopathie.

Le mot de la fin

« Tu as une laryngite PAPOU ! »

Ma petite fille m'apostrophe du haut de ses trois ans et demi. Après trente ans de pédiatrie, je ne me lasse pas de ces mots d'enfants. Mais là, honnêtement, je dois reconnaître que je suis bluffé. Après cette chaude journée de fin d'été je n'ai pas senti à temps tomber la fraîcheur du soir et petit à petit ma voix s'est voilée…et voici que tombe ce diagnostic précis de la bouche de ce petit bout de chou !

Les enfants sont de plus en plus vifs et intelligents, je m'en suis aperçu au fil des années.

C'est ce qui me fait refermer cet essai sur une note résolument optimiste : ce que nous n'avons pas encore réussi à faire pour notre monde complexe, il n'y a pas de doute, ils le feront. Ils sauront oser des solutions nouvelles pour l'énergie, le climat, la pollution, l'organisation équitable de l'économie et du commerce comme notre corps le fait si bien quand il est équilibré et créatif. Oser est le verbe clé : tous nos sucres transporteurs de l'énergie pour l'action se terminent en « ose » : glucose, fructose, saccharose, lactose…

L'humanité a une longue histoire derrière elle, un chemin de vie plein d'embûches mais il y a toujours eu des maîtres pour nous guider en nous précédant.

Les paroles du passé sont ici pour nous éclairer, la médecine allopathique est là pour notre survie dans les épreuves, la psychanalyse et les autres médecines dites « parallèles » l'accompagnent pour nous aider dans la compréhension de ces épreuves.

Parmi celle ci l'homéopathie a une place de premier plan par le lien qu'elle permet de renouer entre l'homme et son environnement, entre la médecine du corps et celle de l'esprit, entre le fini et l'infini dans lesquels nous nous inscrivons.

Que tous se donnent la main dorénavant …

BIBLIOGRAPHIE

ALIBEU J.P., JOBERT J. : ACONIT en dilution homéopathique et agitation post opératoire de l'enfant. PEDIATRIE, 45 ,465-466 .Elsevier, PARIS, 1990.

La BIBLE THOMPSON, éditions VIDA, MIAMI, FLORIDE, 1990.

BOERICKE William : Matière médicale homéopathique, 9°édition, traduction G.GUENIOT, éditions SIMILIA, 1996.

Boris CYRULNIK : un merveilleux malheur. Odile JACOB éditeur, 1999, PARIS.

DOLTO Françoise, SEVERIN Gérard : l'évangile au risque de la psychanalyse, éditions POCHE 1980.

EMMANUELLI Xavier : dernier avis avant la fin du monde, ALBIN MICHEL, PARIS ,1994.

GRANDGEORGE Didier :

-L'esprit du remède homéopathique –ce que le mal à dit : EDICOMM, JUAN LES PINS, 2003.

-Homéopathie chemin de vie – grandir sous le regard d'un pédiatre homéopathe, EDICOMM, JUAN LES PINS, 1999.

-Guérir par l'homéopathie – l'homéopathie dans les cas aigus EDICOMM, JUAN LES PINS, 2001.

-L'homéopathie exactement tomes 1,2 ,3 et 4 EDICOMM, JUAN LES PINS, 1999.

HAHNEMANN Samuel : Doctrine homéopathique ou ORGANON de l'art de guérir, sixième édition traduite par le Dr. Pierre SCHMIDT. Librairie JEHEBER, GENEVE, 1975.

KENT James Tyler : Répertoire de la matière médicale homéopathique, traduction HORVILLER, éditions de poche, 2008.

KENT James Tyler : matière médicale homéopathique. Traduit de la quatrième édition de 1932 par H. Périchon-Bastaire et R. Demarque. Les annales homéopathiques françaises, Dr. P. Joly éditeur AURILLAC.1977.

POPOVA Tatiana : les marronniers de KIEV, éditions BOIRON, SAINTES FOY LES LYON, 1999.

Index des remèdes homéopathiques cités

ACONIT : 33
ACONIT FEROX : 159
ACTEA RACEMOSA : 34
ALUMINA : 123
ANACARDIUM ORIENTALE: 125
ANANTHERUM MURICATUM: 146
ANTIMONIUM CRUDUM: 109
ARGENTUM NITRICUM: 83, 121
ARNICA: 15, 37
ARSENICUM ALBUM: 34, 55, 99, 119, 131, 147
ARSENICUM SULFURATUM RUBRUM : 92
ASTERIAS RUBENS : 47
AURUM METALLICUM : 74, 151
AURUM ARSENICOSUM : 152
AURUM MURIATICUM : 152
AURUM MURIATICUM NATRONATUM : 158
AURUM SULFURATUM : 158
BAPTISIA TINCTORIA: 130
BARYTA CARBONICA: 95
BOMBYX PROCESSIONNARE 58
CACTUS: 159
CALCAREA FLUORICA: 74, 124, 160
CALCAREA SILICICA: 12,99
CAPSICUM: 53
CARBO VEGETALIS : 119
CARBONEUM SULFURICUM : 122
CARCINOSINUM : 28,37, 145
CENCHRIS CONTORTRIX : 142
CEREUS BONPLANDII : 30
CHAMOMILLA : 34
CHELIDONIUM: 29
COLOCYNTHIS: 127

CONIUM MACULATUM: 131
COPAIVA: 37, 52
CROCCUS SATIVUS : 72, 125
CROTALUS HORRIDUS : 141
DIGITALIS: 159
EUPATORIUM PERFOLIATUM: 143
FERRUM PHOSPHORICUM: 35
FLUORICUM ACIDUM: 80, 124
GNAPHALLIUM: 40
HYOSCYAMUS: 102, 145
HYPERICUM: 35
HYSOPUS OFFICINALE: 70
INFLUENZINUM HISPANA: 143
IGNATIA: 50, 94, 147
INDIUM METALLICUM: 94
IODUM: 114, 130
IRIS VERSICOLOR: 97
ISOPATHIQUES de microbes : 61
KALI BROMATUM : 50
KALI NITRICUM : 121
LAC CANINUM : 96
LACHESIS MUTUS : 65, 135, 140
LAUROCERASUS : 160
LUESINUM : 98
MAGNESIA CARBONICA : 92
MEDORRHINUM : 46, 71, 84,159
MURIATICUM ACIDUM : 21, 22, 54, 131
MYGALE : 56
NATRUM MURIATICUM : 50
NITRICUM ACIDUM: 31, 68, 121, 131
OLIBANUM SACRUM: 64
OPIUM: 159
PALLADIUM: 63
PETROLEUM: 126
PLATINA: 62

PLOMBUM METALLICUM: 121
PHOSPHORICUM ACIDUM: 53, 77, 131
PHOSPHORUS: 78
PNEUMOCOCCINUM: 60
PSORINUM: 30 , 89, 132
SANGUINARIA CANADENSIS: 153
SEPIA: 80
SILICEA: 37, 46
SPIGELLIA: 46
SQUILLA MARITIMA: 159
STAPHYLOCOCCINUM: 61
STAPHYSAGRIA: 35, 111, 159
SULFUR: 71, 102, 126, 136, 145
SULFURICUM ACIDUM: 122
SYMPHYTUM: 71
TABACUM: 28
TARENTULA CUBENSIS: 35, 56, 88
TARENTULA HISPANA: 56
THIOSINAMINUM: 160
URTICA URENS: 53
VARIOLINUM: 69
VERATRUM ALBUM: 157
VIPERA: 32, 146

© Imaginary Edge
Dépôt légal : Premier Semestre 2024
ISBN : 9782385723750
Directeur de Publication : David Martin
www.sudarenes.com
www.sudarenes.fr